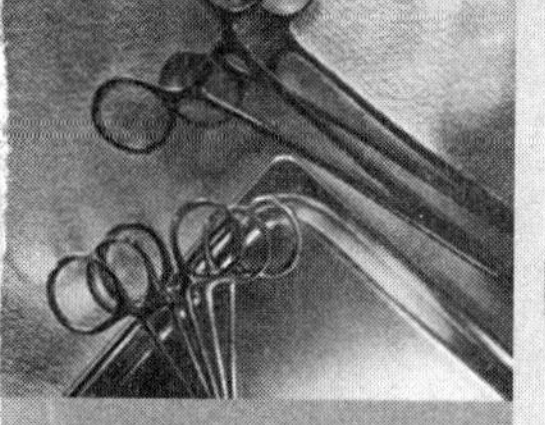

LINCHUANG GUKE ZHENLIAO YU KANGFU GUANLi

临床骨科

诊疗与康复管理

◎主编　左应才　谭高平　马　钢

江西科学技术出版社

江西·南昌

图书在版编目（CIP）数据

临床骨科诊疗与康复管理 / 左应才, 谭高平, 马钢主编. -- 南昌 : 江西科学技术出版社, 2019.12（2023.7重印）

ISBN 978-7-5390-6730-8

Ⅰ.①临… Ⅱ.①左… ②谭… ③马… Ⅲ.①骨疾病-诊疗 ②骨疾病-康复 Ⅳ.①R68

中国版本图书馆CIP数据核字（2019）第026123号

国际互联网（Internet）地址：**http://www.jxkjcbs.com**

选题序号：**ZK2018436**

图书代码：**B19013-102**

临床骨科诊疗与康复管理 **左应才 谭高平 马钢 主编**

出版发行 江西科学技术出版社

社址 南昌市蓼洲街2号附1号

邮编：330009 电话：（0791）86623491 86639342（传真）

印刷 永清县晔盛亚胶印有限公司

经销 各地新华书店

开本 787 mm × 1092 mm 1/16

字数 120千字

印张 7.75

版次 2019年12月第1版 2023年7月第2次印刷

书号 ISBN 978-7-5390-6730-8

定价 42.00元

赣版权登字-03-2019-025

前　言

临床医生忙于日常工作，往往忽视术后康复工作，一般医疗机构没有专门康复医师，病人没有康复知识，而术后康复在整个治疗过程中占据很重要的位置。本书着重介绍了骨、关节创伤诊疗康复，骨科诊疗康复技术和骨科护理。

本书的编写是对既往工作经验的总结与提炼，目的在于为临床工作提供可参考的基本程序和方法，只能反映目前比较成熟、适用的方法和技术，今后需根据学科的发展不断充实、修订。

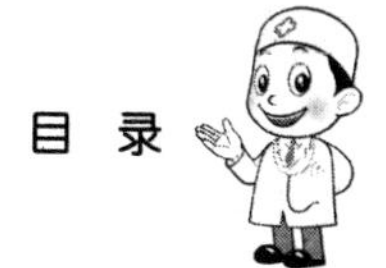

目 录

第一章　绪论

第一节　骨科发展简史

一、骨科的启蒙时期(1921—1949 年)

20 世纪初,西医骨科在中国尚处于萌芽阶段,仅在少数几个城市开展。在此期间,旧中国一些出国留学深造的医学生相继回国。1915 年在美国哈佛大学医学院获医学博士学位的牛惠生教授和 1925 年在美国 Rush 医学院毕业的孟继懋教授回国后均在北京协和医学院和北京协和医院从事教学和骨科临床工作;1937 年叶衍庆教授在英国利物浦大学医学院进修骨科,获骨科硕士学位后回国,先后在上海仁济医院和 Marshall Jackson Polyclinic 开展工作。屠开元教授 1930 年毕业于德国柏林大学医学院,获医学博士学位,并于 1933 年到奥地利维也纳大学医学院,在 Bohler 教授指导下进修骨科,1937 年抗日战争爆发,他立即回国参加红十字会救护总队,任骨科主任。此外,从国外回来的骨科医师还有赵长林教授(1940 年)、方先之教授(1936 年)、陈景云教授(1940 年),他们都曾先后在北京协和医院骨科任职。20 世纪 40 年代出国深造陆续回国的还有陆裕朴教授、王桂生教授、过邦辅教授、谢锡奈教授、杨克勤教授、冯传汉教授、沈天爵教授、何天琪教授、范国声教授、陶甫教授、田武昌教授、周润综教授等,他们先后在《中华医学杂志》上发表了大量骨科论文并出版了许多骨科专著。在这一阶段,诸多前辈共同努力,填补了一个个空白,在神州大地开创了西医骨科。

(一)第一个骨科专业

1921 年在北京协和医院外科学系成立了我国第一个西医骨科专业组,开展骨折治疗、畸形矫正、关节成形等手术，美国人 George Wilson Van Gorder 成为首任主任。1922 年，George Wilson Van Gorder 首次应用关节成形术治疗强直性脊柱炎；1937 年，Leo J. Miltner 根据旧中国很多妇女缠足因而出现各种足部畸形的情况，撰写了相关论文，并在 J Bone Joint Surg 发表。孟继懋（1897—1980）是北京协和医院第一任华人骨科主任，1935 年，孟继懋与 Leo J. Miltner 合著的《Primer on Fracture and Dislocation》成为国内该领域第一本现代骨折教材，在传播骨与关节创伤的治疗理念方面发挥了巨大作用。孟继懋教授首创治疗股骨颈骨折的孟氏截骨术（1941 年）和孟氏肩关节融合术（1945 年），并于 1957 年为创建北京积水潭医院做出了巨大贡献。

（二）第一个骨科医院

1928 年牛惠生（1891—1937）在上海建立了中国第一所骨科医院。1944 年方先之（1906—1968）在天津建立我国第二所骨科医院——天津医院，他在国内首先应用骨折内固定治疗骨折，早在 1939 年就引进 Sherman 钢板螺钉，1952 年被聘为天津医学院骨科教授。方先之教授的主要贡献是在抗结核药物的保护下，进行骨与关节结核病灶清除治疗。此项工作开始于 1946 年，积累了 1 000 余例的临床经验，并于 1957 年出版了相关的论著。此外，方先之教授还采用中西医结合的方法治疗骨折。陆裕朴教授，20 世纪 40 年代曾在美国 Iowa 大学医学院进修骨科，并随 Sterling Bunnell 从事手外科专业，他及其同事对先天畸形矫正、周围神经修复与愈合、骨形态发生蛋白以及骨肿瘤均有深入的研究。

（三）骨科学会雏形

1937 年中华医学会总会在上海成立了骨科小组，其成员有：牛惠生、朱履中、胡兰生、叶衍庆、孟继懋、任廷桂等，是我国骨科学会的雏形。

二、骨科的发展时期（1949—1966 年）

20 世纪 40 年代后期，从欧美深造归来的我国第二代骨科前辈如陈景云、王桂生、过邦辅、范国声、何天骐、周润综、冯传汉、吕式瑗等遍布全国各地，使西医骨科专业在全国逐渐普及。新中国成立后，在党和政府的领导和支持下，骨科队伍有了很大的发展。骨科在各大医学院成为独立的一门专科，甚至在厂矿和县级以上的医院都设立了骨科专业，并举办了各种骨科医师进修班，在科学研究和培养人才方面发挥了重要作用，骨科的理论与技术得到了提高。卫健委委派方先之教授在天津组办骨科训练班，先后培养了 600 余名青年骨科医生，为我国骨科事业的发展输送了大批骨干。20 世纪 60 年代前后，骨关节结核的手术治疗、中西医结合治疗骨折及断肢（指）再植等方面均领先于国际水平，创伤急救、抗休克、抗感染及创面处理等方面也有了很大的进步。北京、上海等地相继成立了骨科研究所，多数大型综合性医院普遍建立了骨科病房。至70年代，床位超过30张的骨科病房已普及到部分地区级医院（部队师级以上的医院），县级医院也出现骨科专业小组或骨科专职医师。北京、天津等地也相继出现了大型的（骨科病床在300张以上）、以骨科为重点的综合性医院。

三、骨科的艰苦时期（1966—1980年）

十年动乱，广大的骨科医务工作者所处的境况非常艰苦，但仍坚持临床工作和相应的研究工作。在努力完成治病救人的医疗任务的同时，遵循“医、工、研”相结合，在骨科的基础理论研究、骨肿瘤、显微外科与人工关节置换等方面都做出了骄人的成绩。

（一）人工关节开始仿制研制

1970—1971年，上海市第六人民医院骨科王琰、陈中伟等医生为治疗一位膝关节肿瘤患者，与上海手术器械六厂合作，定制了膝关节假体。接着采用上海钢研所提供的TC4钛合金原材料，又开发了头、颈分离的直柄型人工股骨头，在一年多时间内，临床应用于百余例患者。20世纪70年代初，在上海市政府和市卫生局领导下，上海市成立了人工关节协作组，组长为陈中伟。他们用TC4钛合金制造了Moore弯柄型人工股骨头，并得到很多医院的认可，并逐渐取代了直柄型股骨头，得到了广泛的推广应用。同时人工关节种类也发展到肩关节、肘关节、指关节和人工掌骨等。1971年，北京钢铁研究总院与北京积水潭医院骨科郭兴唐等医师合作，开始选择材料试制人工关节。由于当时信息闭塞、资料缺乏，最初用316L不锈钢仿制了轴心式膝关节和钛及钛合金人工股骨头，临床试验发现前者强度低、易弯曲，后者易磨损、致使关节周围组织变黑。为此，从1978年开始研制铸造钴铬钼合金关节假体，先后为积水潭医院仿制出新Muller型全髋假体，为解放军总医院研制出自行设计的Jm2型髋关节。其中新Muller型髋关节由于质量可靠，疗效稳定，一直沿用到20世纪90年代末，后被新型骨水泥固定髋假体取代。20世纪70年代中期，上海手术器械六厂、上海钢研所在上海第九人民医院骨科戴尅戎主持下，对镍钛记忆合金植入器械进行了研制，先后研制了髋关节表面置换杯和小型加压接骨钢板。1983年，由王桂生教授牵头组织北京协和医院、解放军总医院、北京积水潭医院与钢铁研究总院合作，签订科研协议，共同研制生物固定型钴铬铝合金人工髋关节，即珍珠面髋关节系列假体。珍珠面关节由于质量稳定可靠，术中可不用骨水泥，植入手术简单方便。从问世以来，国内一直沿用至今，各个厂家竞相仿制生产，截至2005年，估计在中国总植入数量超过10万余例。这一成果使我国拥有了自行设计的第一代生物固定型髋关节，提高了我国人工关节的研究水平，对于我国人工关节发展的影响意义重大。

(二)脊柱外科植入物的研制萌芽

20世纪60年代末70年代初，解放军总医院骨科卢世璧等医师开始尝试应用镍钛记忆合金棒对脊柱侧弯进行矫正。1974—1975年，上海市第六人民医院引进国外的哈氏棒系统，尝试对脊柱侧弯患者进行矫正。上海手术器械六厂与医院合作，开始仿制生产该系统。然而当时用于支撑的棒较多，而用于治疗侧弯的拉力棒较少，而且没有解决应力集中部位的设计和制造，临床断棒率高。

(三)手外科的迅速崛起

1974年，上海手术器械二厂与第六人民医院陈中伟研制成首套显微外科手术刀包，安全医疗器械厂亦配合研制多种规格的无损伤缝合针，推动了断肢及断指再植手术的发展，并在国内外享有盛誉。

总之，1996年至1980年，我国广大骨科医师、工程技术人员和一些生产厂家在极其艰苦的条件下，不断探索研究，并开始研发骨科植入产品，取得了可喜的成绩，为人民医疗卫生事业发挥了重要作用。但由于当时国际交流不畅，专业技术水平较低，因此也存在许多明显的缺陷。

四、骨科的飞跃时期(1980—2000年)

党的十一届三中全会以后，随着改革开放的深入，经历1966—1976年十年浩劫的中国，一切百废待兴，骨科事业与其他行业一样在这一时期重获春天，基础和临床研究得到快速发展。

(一)中华医学会骨科学分会成立

十一届三中全会以后，我国骨科学专业在全国各地普遍发展，骨科医师队伍日益壮大。1978年孟继懋教授、叶衍庆教授倡议并发起成立中华医学会骨科学分会，后经申请，获得中华医学会批准，分会于1980年5月在天津正式成立，并举行了中华医学会第一次骨科学术会议。大会选举冯传汉为主任委员，聘请叶衍庆为名誉主任委员，陶甫、过邦辅、杨克勤为副主任委员。在中华医学会骨科学分会的带领和推动下，全国各省、市、自治区等陆续成立骨科分会，推选德高望重、技术精湛、有科研成就、改革创新的同志为带头人，定期召开学术交流会，组织讲学班培养年轻医生，促使我国骨科专业不断发展，不断前进。

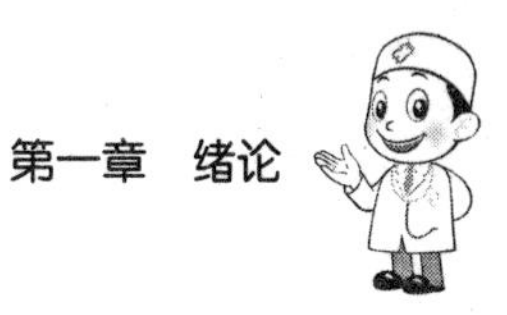

(二)《中华骨科杂志》创刊

《中华骨科杂志》前身是原天津市立人民医院(现天津医院)方先之教授主编的《骨科进修班通讯》,自1957年开始内部发行,于1961年改为《天津医药骨科附刊》。经过积极筹备,在全国骨科医生和广大医务工作者的大力支持下成立了骨科杂志编辑委员会,由陶甫任主编,于1981年2月出版并公开发行了第1期《中华骨科杂志》,当时为双月刊。该刊一经发行,即受到了国内外医务工作者的欢迎,并及时改为月刊,重点报道骨科领域的科研成果、临床诊疗新进展及国内外的最新进展等。《中华骨科杂志》自创刊以来获得了一系列荣誉:2001年荣获中华医学会优秀期刊三等奖、入选"中国期刊方阵"双效期刊,2002年荣获第三届中国科协优秀科技期刊三等奖,自2001年起,《中华骨科杂志》连续7年荣获中国科协"百种中国杰出学术期刊"称号,2006年获中国科协精品科技期刊工程项目(B类)资助,2008年在中华医学会期刊评选中获得优秀期刊三等奖。

(三)骨科亚专业及学组成立

1983年中华医学会骨科学分会召开了第一届全国脊柱外科学术会议,1985年在北京协和医院吴之康教授的积极倡导下,成立了脊柱外科学组,吴之康教授担任第一任组长,此后骨科学分会根据国内发展需要,又相继成立了骨肿瘤学组、基础学组、内固定及外固定学组等。

(四)临床诊疗和基础研究飞速发展

在此时期,我国骨科临床诊疗水平和基础研究水平得到了极大提高,除了广大骨科医生的艰苦努力外,主要得益于国家改革开放的新政策。

1. 脊柱外科

20世纪80年代初期,以北京协和医院骨科吴之康教授为首的老一辈脊柱外科专家,以极大的勇气,邀请当时的世界脊柱外科学会主席Armstrong(加拿大)来华讲学,举办了国内首届脊柱畸形学习班,系统地介绍了当时最先进的脊柱外科矫形技术,即Harrington、Luque、Zielk技术等。此后吴之康教授与张家港医疗器械厂密切合作,制造生产了国产的Harrington、Luque及Zielk等脊柱外科器械和内植物,并广泛应用于临床,收到了良好的效果,在国内开创了治疗脊柱侧凸、脊柱后凸、脊柱骨折、脊柱肿瘤和强直性脊柱炎等的新时代,为我国脊柱外科事业的发展奠定了坚实的基础。唐天驷教授(1986年)以及我们先后引进了Roy-Camille和Steffee椎弓根螺钉技术,在国内开展了椎弓根螺钉的内固定技术。北京大学第三医院和上海长征医院分别在颈椎病的外科治疗方面积累了丰富的临床经验,发表了很多高水平的学术论文。

2. 关节外科

这一时期除了继续完善国产人工髋关节的临床应用效果评价外,1981 年北京协和医院吴之康教授引进 Depue 公司的人工全膝关节系统,并与北京的器械厂家合作,仿制生产了国产人工全膝关节置换器械和人工假体,于 1983 年将其成功用于国内严重膝关节关节炎患者的治疗,并于 1989 年在重庆召开的第三次全国骨科年会上作了全膝关节置换术的大会报告,引起较大反响。此外,北京大学人民医院成立了国内首个关节炎诊疗中心,系统地开展了人工关节的临床和基础研究。上海光华医院也在国内率先开展了人工肘关节置换术。总之,在此阶段国内的人工关节置换经历了从无到有、从小到大、从少到多的稳步发展,完成了质的飞跃。

3. 创伤骨科

骨折的内固定技术是这一阶段骨科领域最活跃的亚专业。20 世纪 80 年代初期,北京积水潭医院创伤骨科,引进了国际上先进的创伤救治理念和技术,即 AO 技术,并举办了多期 AO 学习班、研修班,培养了数以千计的骨科医生。此外,国内有些医院还自行设计了梯形加压钢板等内固定器材,用于治疗骨折,以减少术后接骨板断裂等并发症,并对骨折接骨板取板后的再骨折机制等进行了研究。

4. 骨肿瘤

20 世纪 80 年代初期,为了提高生存率,对于四肢骨肿瘤的治疗多数以截肢为主。但是,患者术后的生存率并没有显著提高。为此,北京协和医院骨科王桂生等采用体外循环,对患肢进行氮芥肢体灌注再结合截肢,使肢体恶性肿瘤患者的术后生存率有了一定的提高。北京积水潭医院的宋献文、上海瑞金医院的过邦辅、广州中山大学黄承达等分别在肢体肿瘤的保肢、骨盆肿瘤的治疗等方面积累了丰富的经验。同时有学者对骨肿瘤病理学诊断和鉴别诊断做了大量临床影像和病理切片的对照研究,为准确诊断骨肿瘤病理类型提供了有益的帮助。

5. 骨科基础研究

随着改革开放的不断深入,国内广大骨科医生不仅注重临床研究,还非常重视相关基础研究。除了及时总结各自的临床经验、体会外,还广泛开展了骨科领域内相关的基础研究。尤其在骨折愈合机制、骨形态发生蛋白、骨科生物力学和骨质疏松、腰椎间盘突出症等方面进行了较为深入的研究并取得了一系列研究成果。

总之,这一时期,我们骨科无论是基础还是临床,均取得了快速发展。许多过去被认为的“禁区”被打破,许多过去不能治疗的疾病,如严重关节畸形的类风湿关节炎、强直性脊柱炎的后凸畸形等，都得到了较好的治疗。

五、骨科走向世界的时期(2000年至今)

经过30余年的锤炼，中华医学会骨科学分会已步入大有作为的而立之年，在各个方面取得了辉煌的成就，尤其是对骨科疾病的治疗水平、新技术的应用等方面，有些已经达到世界先进水平。

(一)组织建设不断完善

自1985年脊柱、骨肿瘤、基础学组创建以来，骨科学分会不断根据骨科学的发展规律和潮流进行学组调整、合并、新建，目前已经拥有脊柱、关节、创伤、基础、关节镜、足踝、骨肿瘤、骨质疏松、微创、护理、康复、中西医结合等学组。为培养骨科学会的后备力量，2009年成立骨科青年工作委员会。2009年历经千辛万苦，完成了全国骨科医生调查，为将来的学会建设奠定了坚实的基础。

(二)携手五洲，沟通四海

为了使我国骨科快速与国际接轨，在走出去的同时，如何在国内建成一个有影响的国际交流平台已成为骨科学分会的一个迫切任务。在全国广大同行的支持下于2006年创办了我国骨科界的国际品牌学术会议(即COA)，将过去3~4年举办1次改为每年定期举办。目的是搭建一个以内地为核心、以港澳台为辅助、辐射世界的国际骨科交流平台，统筹国内、国际两个大局，树立世界的眼光。积极促进中国骨科界和国际的沟通，加强与国际组织的学术交流，从而扩大我国骨科在世界的影响力。经过8年的坚持努力，COA目前在世界上已有很大影响，参会人数已经由2006年的4000余人增至2013年的1.5万余人。全世界100多个国家和地区的骨科医生先后来华参加COA，使我们骨科水平和学术影响得到了极大提高。COA已经成为中华医学会所属专科分会最大的学术会议，同时也成为世界上规模第二大的骨科学术会议，令广大国际同行对我们刮目相看。

此外，通过与国际组织的不断沟通、交涉，中华医学会骨科学分会先后加入了APOA、骨与关节十年、SICOT等国际组织，大大提高了中国骨科在国际上的影响力。

(三)制定指南，规范学术

在规范学术会议的同时，骨科学分会也制定了一系列指南与技术规范，例如《骨关节炎诊疗指南》《骨质疏松骨折诊疗指南》《中国骨科大手术静脉血栓栓塞症预防指南》等。骨科学分会制定指南规范时，不仅仅满足于一个指南的出台，而是在于有组织、有步骤地具体落实。即先推出专家建议，然后在全国各地推广应用，在应用过程中汲取广大骨科医生的建议,去粗存精地提炼出指南,继而再去进一步推广,从而保证了指南的科学性、实用性和连续性。指南在规范骨科医生的职业操守以及医疗行为方面起到了一定的作用。

(四)转变理念,成绩斐然

随着科技的进步,在几代骨科医生的共同努力下,我国骨科取得了辉煌的成就,主要表现在以下方面:

(1)治疗疾病种类越来越多:过去,由于技术的原因,我国骨科存在很多禁区,许多患者得不到合适的治疗。现在,从脊柱到四肢,基本已不存在禁区,所有的骨科疾病都可以获得治疗。

(2)治疗理念的提升:过去,强调"生物医学模式",现在强调"社会—生物—心理"医学模式,提倡"以人为本"的理念,围绕此理念,技术趋向"微创化",尽最大可能保留患者的活动功能;在辅助手段上,日趋"智能化",导航设施已经逐渐普及。

(3)国际影响日益增强:国内同行在国际知名期刊上发表论文逐年增多,学术影响不断增大;继国际著名的特发性脊柱侧凸的 Lenke 分型之后,国际权威期刊 Spine 于 2005 年又发表了中国的 PUMC(协和)分型;更多来自中国内地的声音逐渐发出,标志着中国内地骨科已经逐渐走向世界。

(五)倡导和谐,弘扬博爱

为体现服务于民、走向基层的思想,我国骨科医生多次深入贫困地区以及西部落后地区,按照"带好一家医院、服务一方群众、培训一批人才、给当地人民留下一支不走的医疗队"的方针,通过开展专家门诊、查房、手术指导、讲座授课、巡回义诊、访贫扶困等多种形式对老少边穷地区的广大人民群众进行医疗帮扶活动。这些专家们高尚的医德医风和精湛的技术得到了广大群众的高度评价。众多的骨科医生以自身良好的医德医风、不怕苦、不怕累、乐于奉献的精神树立了中国骨科医生的良好形象。

不经风雨,如何见彩虹?患难之中见英雄。2008 年年初的南方雪灾、2008 年 5 月的汶川地震、2010 年玉树地震、2014 年云南地震等一系列重大自然灾害中,众多的骨科医生总是挺身而出、冲在最前沿,挽救了一个又一个宝贵的生命。一些骨科医生担任 2008 年北京奥运会医疗志愿者,他们的乐于奉献,也保证了奥运会的胜利召开。在 2008 年底,许多骨科医生因在抗震救灾和奥运服务中的优异表现,获得了国家和政府的表彰。

六、展望

面对骨科事业日益发展的现状,我们绝不能忘记我国骨科发展的历史。在此,让我们谨以此文一起缅怀那些骨科老前辈的功绩。同时要清醒地认识到我国骨科的总体水平与世界领先水平还有不小差距,尤其在基础和临床研究领域的数据采集、分析和成果转化及技术创新方面,还有待进一步努力。在当前全国人民都在进行实现“中国梦”的伟大实践,我们还有许多艰苦的工作要做。

首先,我们应时刻牢记“患者的利益高于一切”,以患者利益为行医之本;此外,由于种种利益纠葛,当下骨科科研,不能形成大规模集团优势,造成国家科研资源浪费。未来应提倡“多中心合作”,只有协同创新,才能促进骨科的基础与临床研究的发展;骨科的发展离不了高科技的发展,尤其是医疗器械和药品的不断创新。然而国内市场大部分被洋品牌占领,未来应自强不息,加强产学研结合,大力打造国产品牌;由于种种历史原因,加上我国是地大人多的发展中国家,因此,骨科的水平参差不齐,例如大医院与小医院、东部与西部、城市与乡村等。从而造成了患者涌往大城市、大医院,进一步加剧了医疗资源分配不合理,形成了恶性循环。为此,除了医疗体制改革外,作为一名骨科医生,应关注继续教育问题,应更多关注指南与规范的制定、推广,从而逐步缩小这些差距,以便提高骨科整体水平。

第二节　康复医学的发展

康复医学是一门新兴、独立、多学科交叉的医学的学科,是 20 世纪中期出现的一个新的概念。它是以疾病,损伤导致的躯体功能于结构障碍,个体活动及参与能力受限的患者为服务对象,以消除和减轻人的功能障碍,弥补和重建人的功能缺失,设法改善和提高人的各方面功能的医学学科。其宗旨是最大限度地达到和维持个体最佳功能状态和独立生活能力,并回归社会,其核心是功能障碍、功能检查、功能评定和功能训练。主要包括运动疗法、物理疗法、神经生理疗法、作业疗法、言语训练、康复工程、中国医学康复手段、疼痛康复、高压氧疗法等。

一、康复医学基本概述

(一)康复医疗的定义

在 1993 年 WHO 的一份正式文件中提出康复的定义为:康复是一个帮助病员或残疾人在其生理或解剖缺陷的限度内和环境条件许可的范围内,根据其愿望和生活计划,促进其在身体上、心理上、社会生活上、职业上、业余消遣上和教育上的潜能得到最

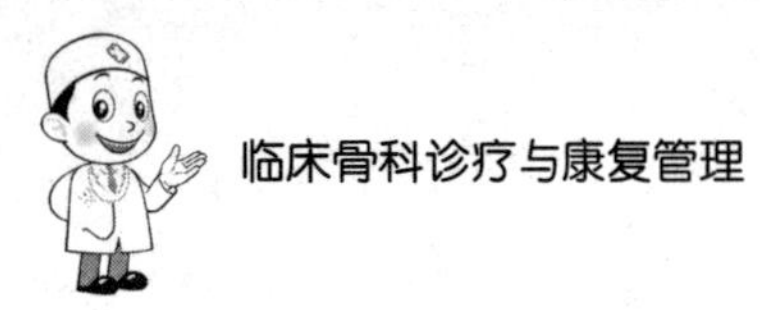

充分发展的过程。

康复医学(rehabilitation medicine)是指应用以物理因子为主的医学手段达到预防、恢复或代偿患者的功能障碍为目的的医学分支学科。

(二)康复医学的价值和意义

后继发障碍的发生与发展;能积极预防肌肉萎缩、关节僵硬、褥疮等并发症的发生;维持心肺,及循环功能,促进其功能障碍的恢复,并为以后的系统康复打下基础;防止骨质疏松;显著提高生活质量,并使患者能早日回归社会;尽快恢复患者生活自理能力,减轻家庭和社会负担。

(三)康复医疗机构的类型

全国各地有各种形式的康复医疗机构,开展形式多样的康复医疗服务,根据患者或消费者的需要和客观环境条件,可以在不同水平和不同类型的机构中进行。我国的康复医疗机构主要分为医院型、康复科、门诊型、疗养院型、不完全康复型以及群体型六大类型。

二、康复医学的历史

(一)康复医学历史

1. 物理治疗学阶段(1880—1919 年)

这个阶段利用物理因子单纯治疗,如按摩、矫正体操、直流电、感应电、达松阀、日光疗法、太阳灯、紫外线等。学会名称为按摩师学会。

2. 物理医学阶段(1920—1945 年)

第一次世界大战后,战伤及小儿麻痹症流行使残疾人增多,刺激了物理学的迅速发展,如电诊断、电疗、不仅用于治疗还用于诊断及预防残疾,发展成为物理医学。英国成立了物理医学会(1943),美国物理治疗师学会成立(1938)。

3. 物理医学与康复医学阶段(1946 年至今)

第二次世界大战期间伤员较多,为使伤员尽快返回前线,HowardA. Rusk(1901-1989)等在物理医学的基础上采用多学科综合应用康复治疗,如物理治疗、心理治疗作业治疗,语言治疗、假肢、矫形支具装配等,大大提高康复效果。二战结束后 Rusk 等大力提倡康复医学,把战伤的康复经验运用于和平时期。美国成立了美国物理医学与康复医学委员会(1947 年),1951 年成立国际物理医学与康复学会,1969 年国际康复医学会成立。

现代康复医学便源于此,而我国是在 20 世纪 80 年代后期开始引进欧洲现代康复学，虽然起步晚，但发展迅速，已逐步建立起具有中国特色的康复医学体系，并且完成了康复立法，制定了有关的政策、法令，康复医学已成为独立的学科。

（二）中国现代康复医学历史

（1）康复医学研究会1983年成立，1989年更名为中国康复医学会，首任理事长为中国卫健委副部长顾英奇。

（2）国残疾人协会成立于1986年，简称康复协会，首任理事长汪石坚。

（3）华医学会于1985年在原来理学会基础上建立物理医学与康复医学会。

（4）2006年中国残联大力扩张康复中心。

（5）2011年复正式进入医保，三甲医院强制性建立康复科。

三、康复医学的现状

（一）康复医疗总体现状

我国开始进行现代康复医学的发展和应用到现在20年的时间，发展迅速并且应用广泛，但与欧美等发达国家相比依然处于劣势。我国康复医疗发展水平低下体现在康复医院数量少、康复医疗床位少、康复医师占人口比例低、康复设备缺乏并且落后等众多方面。在我国，综合医院康复科及康复专科机构数3800家，占比28.4%，康复床位数98992张，占比2.2%，康复医护人员数39833人，占比0.72%，未形成系统、完备、充足的康复医疗供给体系。目前我国康复医师占基本人群的比例约(0.4:10)万，而发达国家该数据则达到(5:10)万，两者相差12.5倍，存在极大的差异。

（二）康复医学的组成

1. 康复预防

（1）一级预防：是预防能导致残疾的各种损伤、疾病、发育缺陷、精神创伤等。

（2）二级预防：在已发生伤病时防止产生永久性的残疾，防止伤病成为残疾。

（3）三级预防：在轻度残疾或缺损发生后，要积极矫治，限制其发展，避免产生闷久性的严重残障。

2. 康复评定

（1）运动功能评定—徒手肌力检查（MMT）、关节活动度（ROM）检查、步态分析（GA）、日常生活能力测定（ADL）等。

（2）神经-肌肉功能评定，诱发电位（EP）。

（3）心肺功能及体能测定。

(4)心理评定—心理、行为及认知能力等检测。

(5)语言交流测定。

(6)职业评定—测定残疾人的作业水平和适应职业的潜在性。

(7)社会生活能力测定—人际交往能力、适应能力、个人社会角色的实现。

3.康复治疗

康复治疗技术常用的方法是:物理治疗(PT)、作业治疗(OT)、言语治疗(ST)、心理辅导与治疗、康复护理、康复工程、文体治疗、中国传统治疗、社会服务。

(1)运动疗法:是徒手或借助器械,让患者进行各种运动以改善功能的方法。如肢体瘫痪后设法进行活动,将不正常的运动模式转变为正常或接近正常的运动模式。

(2)物理疗法:多指电、光、声、磁、水、蜡、压力等物理因子治疗。物理治疗对炎症、疼痛、瘫痪、痉挛和局部血液循环障碍有较好的效果。

(3)作业疗法(OT):包括功能训练、心理治疗、职业训练及日常生活训练方面的作业疗法,目的使患者能适应个人生活、家庭生活及社会生活的环境。

(4)语言治疗:对失语、构音障碍及听觉障碍的患者进行训练。

(5)心理治疗:对心理,精神,情绪和行为有异常患者进行个别或集体心理调整或治疗。

(6)康复护理:如体位处理、心理支持、膀胱护理、肠道护理、辅助器械的使用指导等,促进患者康复、预防继发性残疾。

(7)康复工程:利用矫形器、假肢及辅助器械等以补偿生活能力和感官的缺陷。

(8)文体活动:选择患者力所能及的一些文娱、体育活动,对患者进行功能恢复训练。

(9)传统康复疗法—利用传统中医针灸、按摩、推拿等疗法,促进康复。

4.康复科组成

组长为物理医学与康复医师(physiatrist)成员包括物理治疗师(PT)、作业治疗师/士(OT)、言语矫正师(ST)、心理治疗师、假肢与矫形器师(P&O)、文体治疗师(RT)、社会工作者(SW)。

(1)康复医师基本定位:在康复科工作中,医师的主要工作为治疗者;协调者,协调各方面资源共同解决患者问题;监督者,汇总信息,掌控治疗进度;保护者,防止出现意外,在风险发生师有能力阻止。

(2)康复治疗师基本定位:治疗师在进入工作岗位前,应在正规医院进行医师轮转训练,有独立的专业判断,协作而不是盲从医师;有独立的记录,为康复医疗填补空

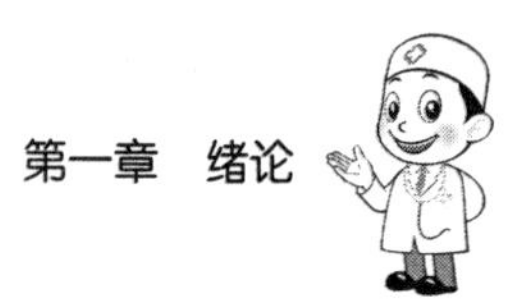

缺;担负治疗的责任。

5. 康复科的常见病治疗

(1)脑血管病人的康复治疗:运动治疗,电刺激,针灸,语言治疗,心理治疗,生活自理训练

(2)脑外伤病人康复治疗:运动治疗,心理治疗,针灸,高压氧治疗,按摩,行为治疗等

(3)颈椎病(椎间盘突出):牵引,电针,灸法,中药熏药治疗,颈椎病推拿治疗

(4)腰椎病(椎间盘突出):牵引,电针灸法,中药熏药治疗,腰椎间盘突出推拿治疗

(5)偏瘫(卒中后遗症):电针灸法,指导患者功能锻炼(运动疗法),中药熏洗治疗,

(6)膝关节病:电针灸法,中药熏药治疗,关节骨性关节炎推拿治疗

(7)其他:脊髓损伤,儿童脑性瘫痪,小儿麻痹后遗症,周围神经疾病和损伤,截肢、断肢再植术后,关节置换后,骨折及骨关节其他疾病,记住侧弯,进行性肌萎缩,冠心病,原发性高血压,周围血管疾病,慢性阻塞性肺病,听力及语言障碍,智障者、大脑发育迟缓,精神病,精神神经症,烧伤,癌症,慢性病,帕金森等

6. 康复进展

(1)神经康复:偏瘫,失语,认识功能障碍快速发展。

(2)中风偏瘫:康复—恢复步行,生活自理 90%,恢复工作 30%死亡率低 13%对比,生活自理 60%,恢复工作 5%。

(3)脑瘫:通过早期干预,大部分可恢复运动功能,选择后根切除对缓解痉挛,改善运动有一定作用。

(4)骨科康复:骨科是康复最早发展的领域,如小儿麻痹,关节炎,截肢,骨折等发展迅速。近年我国对慢性退化性骨关节病,骨质疏松,烧伤康复,运动损伤康复,手康复,关节置换术后康复有重大进展,康复治疗是骨科疾病的缓解疼痛和恢复生活自理的重要方法。关节置换只是恢复基础,经康复治疗后科在 2~3 周上下楼梯。

(5)疼痛康复:对癌症晚期患者疗效较好,提高生活质量。

四、康复医学的发展趋势

据 2010 年的统计数据显示,全国各级残联对残疾人康复经费的投入总额为 13.3 亿元,仅占当年公共卫生总投入的 0.7%,占当年 GDP 的万分之 3.8,人均康复经费仅

1.1元，只有33.5%的残疾患者享受到了康复服务，而根据2010年美国总人口及医疗卫生投入比例计算得知美国人均康复费用为452.3美元（包括长期护理在内），可见我国与发达国家相比差距甚远，今后还要继续增加相关的投入。

2014年，全国累计已建社区康复站的社区总数21.9万个，较上年增长仅2.34%，康复医院仅有338个，仍有大幅的成长空间.

2016—2021年又是一个康复医疗事业飞速发展的五年，由于老龄化和心血管疾病的高发，百姓对生活质量的需求日益增加，国内康复医疗市场发展潜力巨大，服务供应量远远不能满足市场需求。相关数据显示，我国目前残疾人已达到8500万人，其中5000多万人有康复需求；同时，随着我国老龄化社会的加深，截至2013年我国老年人口数量将突破两亿大关达到2.02亿，其中需要康复服务的约9000多万人。众多企业已经看到我国康复医疗市场蕴藏的巨大商机，越来越多的国外大公司在中国建立研究机构、生产基地，而中国的企业也在不断发展中走向世界，参与国际的竞争，我国康复医疗市场潜力不可谓不大。但同时我国的康复市场也面临着一些阻碍，康复市场快速做大的障碍目前有三个：康复服务纳入医保还不完善，这个领域依赖自费比例仍很高；康复服务的宣传太少，没能引起患者的足够重视；康复服务人原缺乏，不能有效提高服务。

市场对于康复的需求与机会都很大，民营资本进入这个领域操作性较大，未来的发展趋势可能主要有三个关键点：

（1）布点上未来是一个母体（门诊加住院）加几个卫星体（仅门诊）的模式可能会有机会。发展门诊加住院的优点是可以提供综合性服务，加上大医院病床周转不断加快，会有更多病人被转到康复医院，但是劣势是前期投入很大，而且民营资本短期内缺乏应对复杂情况的医学人才，在住院上近年来相比综合性医院一直处于劣势。因此单走门诊加住院的模式耗费很大而且走不快。

康复服务仍集中在综合性医院（尤其是三甲）的康复科，资源非常紧张，康复靠服务为主；不是药品为主，三甲的客流量大，服务上有短板。专业的康复医院有很大的机会，门诊相对风险小，但病人需要长期稳定的服务，门诊比全方位的医院投资小，可以多点连锁设立，贴近社区，长期留住病人。

（2）布点是养老机构，国家对医养结合的政策支持力度越来越大，养老机构内设医疗机构成为核心扶植领域，因此以小型康复门诊的形式进入养老机构也存在很大机会，而且医保进入养老机构很可能为这些服务买单，将大大刺激市场发展。

（3）专业培训需求极大，可能会出现专业的培训和服务模式输出方。康复仍然是一个新领域，服务经验非常缺乏。服务质量不仅体现在康复师和医生的水平和专业能力，与整个康复医院的服务理念、管理病人的方法、客户服务的模式等都有关系。康复比其他学科更注重医患之间的互动，需要身体、心理和生活上全方位介入，而且医患合作的关系更长。

未来可能会出现类似梅奥诊所输出管理体系到中国的模式，输出康复专业培训，建立以及客户服务项目的设计。支付方式上仍需自费和医保的结合，将康复纳入医保已经成为趋势，赢得市场的关键是服务的专业性，贴心医生结合三甲医院的医生，针对康复市场推出的线上服务，相比其他领域更贴近于客户服务，一整套市场化的客服加营销模式会适合其发展。卫星门诊的模式会更加适合民营资本，对建立品牌和贴近用户都比建立庞大医院更加有利。

(4)专业康复采取医院康复，社区康复，上门康复等方式开展康复工作。

第三节 骨科康复

一、骨科康复的定义

骨科康复是指综合协调地应用各种医学措施，包括物理治疗、运动治疗及医学工程学的手段，以减少骨科病人的肢体功能障碍，使其尽快更好地恢复躯体运动功能，重返社会。骨科康复的主要内容包括：肌力训练、关节功能训练，关节本体感觉、平衡功能训练，步态训练，神经功能的康复治疗及假肢、矫形器的应用等。

二、骨科康复的特点

（一）早期康复

肌肉骨骼伤病的康复从临床处理的早期就开始康复，康复医师及治疗师参与临床治疗计划。康复早期介入，可能避免许多并发症的发生，提高手术疗效。

（二）相互渗透

(1)骨科治疗的最终目标是功能恢复。

(2)康复医学已渗透到骨科临床各方面。

(3)从受伤到手术后，从组织愈合到功能恢复，从职业训练到回归社会，都需要康复治疗。

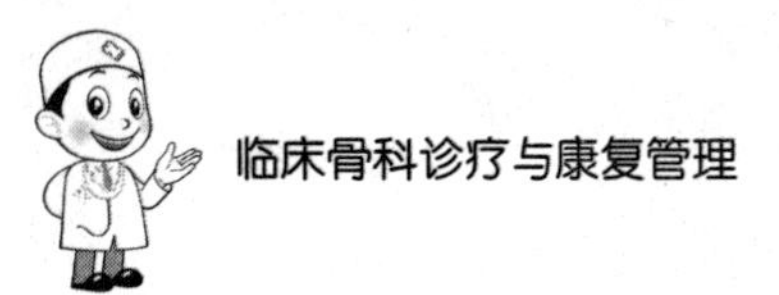

(4)近年来,骨科的各种新手术方法、新技术、新材料不断出现。

(5)康复专业人员必须努力学习骨科的基本知识,掌握常见病、多发病的诊断和治疗方法,对术后患者进行康复时,应了解手术过程。

(6)现代骨科疾病的治疗已经不能停留在仅仅是吃药、手术的阶段。

(7)治疗的最后效果并不是比手术,而是要看病人最终功能恢复的结果。

(8)需要康复医学的干预。

(三)专业性强

(1)肌肉骨骼康复学是一门专业性很强的学科。

(2)熟悉或掌握骨科临床检查方法、诊断要点和治疗原则用以指导康复治疗。

(3)康复治疗技术是肌肉骨骼康复学的重要内容。

(四)以小组方式工作

康复医师、骨科医生、各种康复治疗师、护士及社会工作者组成一个治疗小组(teamwork),共同负责肌肉骨骼患者的诊断、治疗、评定及康复等。

康复治疗中的一些重要问题,常需骨科医师与康复医师协商决定。

(五)与其他学科的关系

骨科康复与运动医学、物理医学、老年医学、心理学、生物医学工程学、社会学等有密切联系。

三、骨科康复内容

骨科康复是通过骨骼肌肉、神经系统功能康复的原理,在患者接受骨科临床诊治及功能评定的基础上,运用物理疗法、作业疗法、假肢矫形及其他辅具等康复医学手段,改善或代偿患者受损的机体功能,提高生活质量,尽快、更好地回归家庭和社会

骨科康复治疗的基本内容应包括:配合手术治疗的物理治疗、作业治疗、功能训练、康复护理、心理治疗、假肢和矫形器辅助等。

骨科康复包括手术前康复、术中风险控制、术后康复等。骨科医生不仅要重视手术操作技术,也要关注围手术期康复、综合管理和术后随访等,这是保障术后功能恢复的前提。综合管理包括减少创伤、出血、疼痛;预防感染及静脉血栓栓塞等。

四、骨科康复一般评定

(1)疼痛评定:视觉模拟评分(VAS)等。

(2)感觉功能评定:包括浅感觉、深感觉及复合感觉评定。

(3)关节活动度(ROM)评定:了解四肢关节及脊柱的活动范围。

(4)各关节功能评定量表:常用的包括 Harris 髋关节评分、美国特种外科医院(HSS)膝关节量表、西安大略和麦克马斯特大学(WOMAC)骨性关节炎指数、膝关节损伤和骨性关节炎转归评分。

(5)肌肉力量评定:徒手肌力检查,等速肌力测试等。

(6)步态评定:徒手步态检查、步态分析系统。

(7)日常生活活动能力评定(ADL):ADL、工具性日常生活活动(IADL)、改良巴氏指数(MBI)。

(8)生活质量评定:健康调查简表(SF-36)、世界卫生组织生存质量测定量表(WHOQOL-100)等。

(9)肢体长度/围度测量。

(10)平衡功能检查:Berg 平衡量表、平衡评定仪。

(11)功能测定:计时起立步行试验、五次坐—起试验(FTSST)等。

(12)综合能力评估。

五、骨科康复特殊评定

骨折固定稳定性评定,骨折愈合程度评定,脊柱稳定性评定,脊髓损伤程度的评定(AIS),尿动力学评定,神经电生理的评定。

六、术前康复

(1)术前教育:对患者及家属进行相关医学知识宣教,使其主动配合完成术前术后康复训练。

(2)术前评估:对患者的生理机能及心理状态进行充分评估以便确定其能否耐受骨科手术及配合完成术后康复治疗。

(3)术前康复指导:术前有计划地进行功能训练,让患者适应并学会康复训练动作。如踝泵、ROM、股四头肌、腘绳肌等肌力训练等;辅助行走器具(如助行器、拐杖)的配制及使用;气道准备,如术前雾化、咳嗽及排痰训练,改善心肺功能;床上大小便训练,预防术后尿潴留等。

(4)术前营养不良、贫血的处理:对营养不良的择期或限期手术患者,术前即需行营养支持治疗。对贫血患者首先治疗原发疾病;同时进行贫血治疗。

(5)减少禁食时间:患者在术前 8h 前可进食固体食物;手术 2~3h 前可清流饮食;鼓励患者在术前晚和 2~3h 饮用适当的高碳水化合物饮料。

（6）睡眠管理：失眠症状的改善可明显缓解术后疼痛，促进早期下地活动及功能锻炼，提高患者舒适度及满意度，加速快速康复。

七、术中减少损伤

尽量减少手术创伤，微创是快速康复的重要因素。小切口和肌肉间隙操作对组织损伤小、出血少、患者功能恢复快。术中同时关注麻醉方式选择、体温控制、液体管理、预防感染。

八、术后康复

（1）早期开始康复训练：康复医师及治疗师及早介入术后功能训练。择期手术（如关节置换术）者可在术后当日开始。急症手术（如骨折）可在复位、固定后，在保证患者安全的情况下及早开展康复训练，防止关节僵硬和肌肉挛缩。

（2）疼痛管理：其内容包括：疼痛宣教、合理疼痛评估、超前镇痛、麻醉术后处理；多模式镇痛药使用，个体化镇痛、尽早使用非甾体抗炎药；非甾体抗炎药并发症的预防；冰敷等。

（3）水肿处理：肿胀常会影响伤口愈合，一般处理方法包括局部加压包扎、冰敷、制动、抬高患侧肢体。必要时给予消肿药物治疗。

（4）静脉血栓栓塞的预防：第一，基本预防措施：手术操作尽量轻柔、精细，避免静脉内膜损伤；规范使用止血带；术后抬高患肢，防止深静脉回流障碍；术中和术后适度补液，多饮水，避免脱水；常规宣教，鼓励患者勤翻身、早期功能锻炼、下床活动、做深呼吸及咳嗽动作；建议患者改善生活方式，如戒烟、戒酒、控制血糖及血脂等。第二，物理预防措施：患者主动踝泵练习、间歇充气加压装置及梯度压力弹力袜等，利用机械原理促使下肢静脉血流加速，减少术后下肢深静脉血栓的发生。对患侧肢体无法或不宜采用物理预防措施的患者，可在对侧肢体实施预防。第三，药物预防措施：临床常用药物：普通肝素、低分子量肝素、Xa 因子抑制剂、维生素 K 拮抗剂等。

（5）预防术后感染。

（6）术后液体管理及引流管优化。

九、出院处理

（1）康复医学科、康复医院或社区医院康复。

（2）随访管理：术后 2~3 周随访：检查切口，拆线，评定关节功能状况，治疗疼痛、睡眠障碍及静脉血栓栓塞预防等，及时发现并处理并发症；术后 3 个月、6 个月、12 个

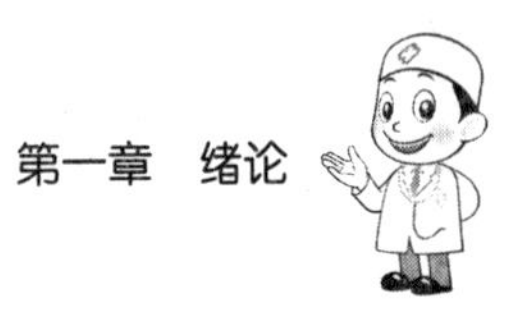

月及以后每年随访，内容包括功能量表测定、影像学评价、并发症处理等。

十、康复器具的应用

假肢、矫形器、助行器椅等。

十一、骨科术后康复的意义

康复锻炼的意义：骨与关节损伤后导致肢体功能丧失，早期由于着重对损伤本身进行治疗，功能问题暂处于次要地位。晚期随着损伤的痊愈，功能障碍又成为主要矛盾。无论早期还是晚期，都不应忽视锻炼对功能的重要影响。

(一)有利于消肿

创伤导致局部出血、水肿，静脉和淋巴回流障碍又加重水肿。肌肉的痉挛、活动减少，使肌肉对静脉回流的唧筒作用消失。肌肉的收缩锻炼可以增加损伤肢体的血液循环，肌肉的唧筒作用增加静脉及淋巴回流，促进水肿消退。

(二)促进骨折愈合

局部血液的增加，为骨折端的愈合提供了良好的血运基础。由于肌肉的收缩活动骨折端可产生微动，这些轻微的异常活动可以刺激骨折端产生大量骨痂，有利于愈合。骨折端的纵向挤压可使骨折端紧密接触，使骨折愈合加速。在骨折愈合后期，肢体承受一定的生理压力可以促进骨痂塑形，使之更为符合生物力学需要。关节内骨折早期的关节活动，可以使关节塑形，对恢复关节面的活动度很有意义。

(三)减少关节僵硬

导致关节功能障碍的原因是多方面的。骨折后受损的关节或邻近关节处于长期制动或活动减少的情况下，软骨得不到挤压，加上关节液的形成减少，关节软骨失去滋养，出现坏死、脱落。关节腔内的坏死软骨片导致大量的白细胞渗出，释放炎性介质，加重了关节滑膜的充血、水肿、渗出，使关节粘连加重。肌肉在骨折处的粘连是导致关节功能障碍的另一原因。粘连的肌肉失去正常的收缩功能，致关节活动障碍。早期的康复锻炼可最大程度减少关节及肌肉粘连的发生。

(四)减少肌肉萎缩和肌力下降的程度

无论何种原因所致的关节运动功能丧失，均可导致不同程度的肌肉萎缩。功能锻炼可以减少肌肉萎缩程度，并使肌肉尽快恢复正常肌力，还可以始终保持中枢神经系统对相关肌肉的支配，一旦固定解除后不需要重建这种关系。

（五）减少卧床并发症

可以防止褥疮、皮肤压迫性溃疡、泌尿系感染、下肢深静脉血栓形成等并发症的出现。

（六）促进神经肌肉反射，协调功能的恢复

例如人工髋、膝关节置换术后，经过本体感觉等训练，有助于下肢关节平衡和协调能力的恢复。

现代骨科治疗的理念改变术后早期、科学、持续的康复锻炼对于患者的功能恢复具有重要的意义。

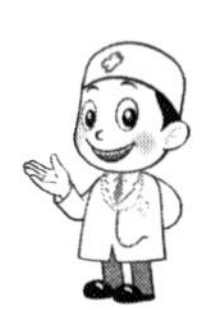

第二章　骨、关节创伤诊疗康复

第一节　上肢

一、肱骨外科颈骨折

(一)定义

肱骨外科颈骨折是指肱骨解剖颈下 2~3cm 处骨折,肱骨外科颈相当于大小结节下缘与肱骨干的交界处,又称为松质骨与密质骨的交界处,是应力上薄弱点,常易发生骨折。

(二)诊断依据

病史:有明显外伤史。

临床症状体征:

(1)伤后肩部剧烈疼痛,肿胀明显,上臂内侧可见瘀血斑。

(2)肩关节活动障碍,患肢不能抬举。

(3)肱骨外科颈局部有环形压痛及纵轴叩击痛。非嵌插型骨折可出现畸形、骨擦音及异常活动。外展型骨折肩部下方稍呈凹陷,在腋窝可触及移位的骨折端或向内成角。

特殊检查:无。

辅助检查:X 线正轴位片或正位穿胸位片可做出诊断,表现出骨折类型及移位情况。

鉴别诊断:依据临床症状及影响检查,可明确诊断。

(三)证候分类

1. 无移位裂纹骨折

外科颈无移位骨折,多位骨膜下损伤,多为肩部直接暴力所致,有环形压痛及纵轴叩击痛。

2. 外展型骨折

受外展暴力所致。跌倒时患肢处于外展位,骨折近端肱骨头内收,远端骨干外展,两折端外侧嵌插而内侧分离,或两者端重叠移位,骨折远端位于骨折近端内侧,两折端形成向内成角畸形或向内前成角畸形。

3. 内收型骨折

受内收暴力所致。跌倒时患肢处于内收位。骨折近端肱骨头外展,骨折远端肱骨干内收,两折端内侧嵌插外侧分离,或两折端重叠移位,骨折远端位于骨折近端外侧,两折端形成向外成角畸形或向外向前成角畸形。

4. 肱骨外科颈骨折合并肩关节脱位

受外旋外展传达暴力所致。肱骨头多向盂下脱位。

(四)治疗

1. 非手术治疗

(1)手法复位,夹板外固定治疗:适应证:肱骨外科颈无移位骨折。操作方法:患肢肩关节处于中立位,肱骨超肩夹板固定即可。

(2)牵引治疗(皮牵引或骨牵引):适应证:肱骨外科颈粉碎骨折,手法难以复位,外固定难以维持位置。

操作方法:皮牵引将上肢套上皮牵引套,实施牵引。骨牵引行尺骨鹰嘴骨牵引。患者上臂置于中立位,肘关节屈曲,尺骨鹰嘴下 2cm 进针,实施鹰嘴牵引。外展型骨折,上臂置于中立位,内收型骨折,上臂置于外展位,使远折端适应近折端位置,牵引重量不宜过大。3~4 周去除牵引,进行肩关节功能锻炼。

(3)手法复位,夹板外固定:适应证:相对较稳定的外展型及内收型外科颈骨折。操作方法:手法复位,超肩夹板固定。外展型骨折复位方法:一助手握其腋窝,屈肘 90 度,前臂中立位,一助手握其肘部,拔伸牵引,矫正重叠移位,术者双手握其骨折部,两拇指按其骨折近端外侧,其余各指抱骨折远端内侧向外捺正,助手同时牵引下内收上臂即可复位。内收型骨折复位方法:两助手握其腋窝及肘部,拔伸牵引,矫正重叠移

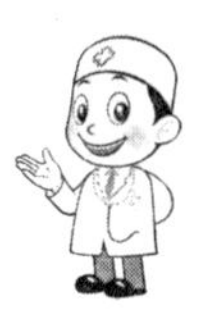

位，术者两拇指压骨折部向内推，其余各指使骨折远端外展，助手在牵引下将上臂外展，使其复位。超肩夹板固定。

（4）手法复位，经皮穿针外固定：适应症：肱骨外科颈不稳定型骨折。操作方法：手法复位，经皮交叉克氏针固定。患者需臂丛神经阻滞麻醉，在透视机下操作。麻醉生效后，在透视下，患者仰卧于手术台上，先采用手法复位（具体复位方法见手法复位，夹板固定），透视下见复位满意后，维持位置。肩关节部位常规消毒，铺巾。术者自肱骨大结节进入一枚克氏针，经折线固定折端。再自远折端，折线下 2cm 处进针，交叉固定折端。术后石膏或超肩夹板固定。

（五）手术治疗

1. 适应证

外科颈骨折合并脱位，或手法复位失败，或陈旧骨折。

2. 操作方法

手术切开复位，解剖钢板或交叉克氏针固定。患者采用颈臂丛神经阻滞麻醉，麻醉生效后，取肩关节前外侧切口，切开皮肤皮下，游离皮瓣，自三角肌胸大肌间隙进入，注意保护头静脉。将三角肌自锁骨止点处切断，翻转。切断肩胛下肌，切开关节囊，显露肩关节，骨膜下剥离肱骨上段，显露肱骨外科颈骨折端。复位，解剖板固定或交叉克氏针固定。冲洗伤口，清点纱布无误后，逐层缝合，包扎，石膏固定。

3. 药物治疗

（1）中药治疗：骨折初期宜用活血化瘀，消肿止痛药物。可内服活血灵，外用展筋酊。中期瘀血肿胀虽消而未尽，骨折未连接，治宜和营生新，接骨续新。可内服三七接骨丸，养血止痛丸。后期宜养气血，补肝肾，壮筋骨，亦可配合推拿按摩。可内服筋骨痛消丸，加味益气丸，外用展筋丹，配合外洗药外洗。

（2）西药治疗：早期运用活血化瘀药物及脱水药物，消除肿胀，术前半小时预防性运用抗生素，一般不超过 3 天。

4. 康复治疗

（1）功能锻炼：治疗期间应鼓励患者积极进行适当的练功活动。初期先让患者握拳，屈伸肘腕关节，舒缩上肢肌肉等活动。后期可练习肩关节各个方向活动，可进行大云手小云手活动，进行爬墙锻炼。活动范围应循序渐进。

（2）物理疗法：可进行中药熏洗，或理疗等。

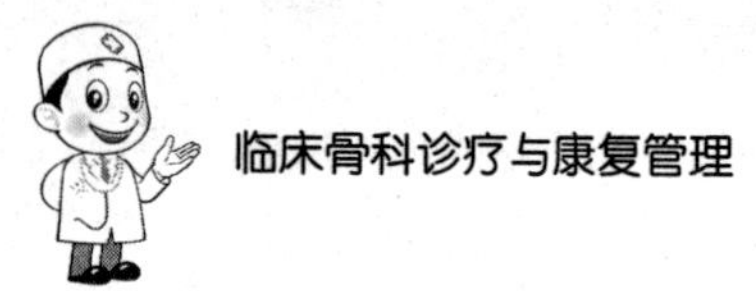

二、尺桡骨骨折

（一）定义

尺桡骨骨折是常见前臂损伤之一。包括尺骨桡骨均发生骨折的尺桡骨双骨折，单纯尺骨骨折，或单纯桡骨骨折，且上下尺桡关节正常。

（二）诊断依据

明显外伤史：直接间接暴力均可引起骨折，可由直接暴力，间接暴力及旋转暴力所造成。

临床症状体征：

（1）伤后局部剧烈疼痛，肿胀明显，活动时疼痛加重。

（2）局部可见瘀血斑，前臂活动障碍，患肢不能抬举，前臂不能旋转。

（3）局部有环形压痛及纵轴叩击痛，触之有骨擦音及异常活动。

（4）有移位尺桡骨骨折，前臂可有断缩、成角及旋转畸形，青枝骨折有成角畸形。

特殊检查：无。

辅助检查：X 线片检查应包括肘关节及腕关节，正侧位片可确定骨折类型、移位方向及有无上下尺桡关节脱位。

鉴别诊断：依据临床症状及影响检查，可明确诊断。

（三）证候分类

单纯尺骨及单纯桡骨骨折，尺桡骨横断骨折，尺桡骨斜形骨折，尺桡骨螺旋形骨折，尺桡骨粉碎骨折，尺桡骨无移位骨折，尺桡骨青枝骨折。

（四）治疗

1. 非手术治疗

（1）保型固定。适应证：无移位尺桡骨骨折，儿童尺桡骨青枝骨折。操作方法：可行前臂夹板固定或前臂石膏托固定。

（2）手法复位，夹板或石膏固定。适应证：发生移位尺桡骨，较稳定者，如尺桡骨横断，短斜形骨折，单纯尺桡骨骨折，均可行手法复位。操作方法：尺桡骨骨折后，在骨折远近端发生重叠、成角、旋转及侧方移位畸形，复位时必须将尺桡两骨远近段正确复位，四种畸形均需获得矫正，以恢复两骨等长及固有生理弧度。根据不同情况，决定先整复桡骨或尺骨。复位时，患者取仰卧位，两助手握其腕部及肘部采用拔伸牵引方法，纠正重叠畸形，术者握其折端采用返折托顶、夹挤分骨、回旋捺正、扳提推按、摇晃捺正

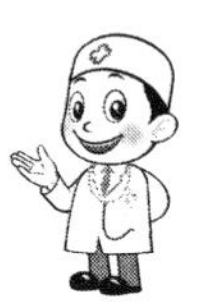

等手法纠正旋转、成角、侧方移位畸形。复位后，夹板固定，必要时可放置分骨垫、压垫防止再移位。单纯桡骨骨折，复位时先判断近折端旋转位置，按照以远端对近端的原则，将远折端置于相同的旋转位置以复位。

(3)手法复位，闭合穿针或外固定架固定。适应证：尺桡骨骨折不稳定者，复位后发生再移位的横断或短斜骨折。操作方法：患者采取臂丛神经阻滞麻醉。患者仰卧于手术台上。先给予手法复位(见上)。透视下见复位满意后，两助手维持位置。常规消毒、铺巾。桡骨骨折自桡骨茎突进入一枚克氏针，贯穿髓腔至折端，复位满意，将克氏针击入近端髓腔固定。尺骨骨折自尺骨鹰嘴部位进入一枚克氏针，贯穿髓腔至折端，复位满意后，将克氏针击入远端髓腔固定。夹板或克氏针固定。髓内固定对尺骨骨折较适合，但桡骨存在旋转弓，髓内固定使旋转弓消失，影响功能。

2. 手术治疗

(1)适应证：成人尺桡骨骨折保守治疗难以达到满意效果，对于不稳定尺桡骨骨折，陈旧尺桡骨骨折不愈合者可采用手术治疗。骨折为长斜形，粉碎形，碟形骨折可用加压钢板固定，对于严重粉碎骨折，多段骨折，钢板难以应用者，采用髓内针固定。

(2)操作方法：麻醉生效后，患者取仰卧位，前臂置于胸前，常规消毒，铺巾，上止血带。尺骨骨折沿尺骨皮下缘作纵切口，切开皮肤皮下，自尺侧腕屈伸肌之间进入，显露尺骨。桡骨骨折上段骨折有桡神经出入旋后肌，需注意保护。作桡骨后侧入路，切开皮肤皮下，自指伸肌与桡侧腕短伸肌间隙进入，上段骨折，可显露旋后肌，将旋后肌自桡骨止点切断，翻转，显露桡骨。中段远段骨折自肌间隙进入，显露桡骨。复位后，加压钢板固定，术后石膏固定。

3. 药物治疗

(1)中药治疗：骨折初期宜用活血化瘀，消肿止痛药物。可内服活血灵，外用展筋酊。中期瘀血肿胀虽消而未尽，骨折未连接，治宜和营生新，接骨续新。可内服三七接骨丸。后期宜养气血，补肝肾，壮筋骨，亦可配合推拿按摩。可内服筋骨痛消丸，外用展筋丹。

(2)西药治疗：早期运用活血化瘀药物及脱水药物，消除肿胀，术前半小时预防运用抗生素，一般不超过3天。

4. 康复治疗

(1)功能锻炼：治疗期间应鼓励患者积极进行适当的练功活动。初期先让患者握拳，手指屈伸，舒缩上肢肌肉等活动，以促进气血循行，使肿胀消退。中期进行肩肘关节活动，如小云手大云手活动，但不宜进行前臂旋转活动。后期拆除夹板石膏后，可进行前臂旋转功能活动。

(2)物理疗法:进行中药熏洗,或理疗等。

三、锁骨骨折

(一)定义

锁骨骨折是指锁骨连续性中断。锁骨是唯一连接上肢与躯干的支架。骨干较细,且又有弯曲,遭受外力后易于骨折。

(二)诊断依据

病史:有明确外伤史。直接暴力及间接暴力均可造成锁骨骨折,多为间接暴力所致。

临床症状及体征:

(1)患侧伤肢活动疼痛,疼痛局限于锁骨部和内外关节部。

(2)颈部偏向患侧,颌转向健侧。

(3)局部疼痛,肿胀明显,锁骨上、下窝变浅或消失,甚至有皮下瘀斑,骨折处异常隆起。

(4)压痛明显,触之有骨擦感及异常活动。

特殊检查 :无。

辅助检查:X 线正位片周围片可显示骨折类型和移位方向。若临床检查有骨折征象,但 x 线正位片未能发现明显骨折线者,可加拍 x 线斜位片以帮助对骨折线认识。

鉴别诊断:依据临床症状及影响检查,可明确诊断。

(三)证候分类

1. 锁骨中段骨折

锁骨中 1/3 骨折指发生在肋锁韧带以内骨折,占锁骨骨折大部分,大多外端骨折片移位甚少,内骨折端受胸锁乳突肌牵拉而向上移位,呈重叠错位畸形。

锁骨中 1/3 粉碎骨折:骨折部位有明显成角,向上隆突,以内侧骨折端突于皮下者较多,甚至刺出皮肤。局部压痛明显,有骨擦音及异常活动。

锁骨中 1/3 横断或裂纹骨折:骨折部位多在锁骨中外 1/3 交界处或中段。裂纹骨折疼痛,甚少症状。横断骨折,内侧断多向上移位,有压痛,有骨擦音及异常活动。

骨中 1/3 螺旋形骨折:多为传达暴力所致,局部疼痛,有骨擦音及异常活动。

2. 锁骨远端骨折

锁骨外 1/3 骨折直接暴力间接暴力均可引起,骨折部位在肩锁韧带与喙锁韧带

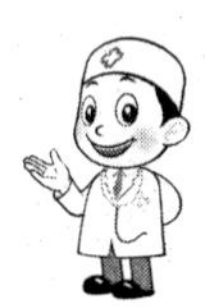

之间。

(1) Ⅰ型骨折：本型骨折肩锁和喙锁韧带均未被累及，骨折移位不大。局部有压痛。

(2) Ⅱ型骨折：骨折位于锁骨远段并累及喙锁韧带，该韧带呈部分或全部断裂。骨折多发生移位。

(3) Ⅲ型骨折：指仅累及锁骨远端和肩锁关节的骨折。喙锁韧带无损伤或未完全断裂。锁骨体移位不大，但肩锁关节囊已破裂或严重撕脱。

3. 锁骨近端骨折

锁骨近端骨折指发生在肋锁韧带以内骨折，较少见，多系间接暴力所致，骨折无移位或轻度移位，常伴有胸锁关节严重损伤。

(四)治疗

1. 非手术治疗

(1)保型固定。适应证：新生儿锁骨骨折，儿童及成年人锁骨无移位骨折，锁骨外 1/3 骨折Ⅰ型。操作方法：新生儿锁骨骨折仅将上臂用绷带固定于躯干 2～3 周即可。无移位锁骨骨折用三角巾悬吊患侧上肢，或用 8 字绷带或锁骨固定带固定即可。固定时先在两腋下各置一块厚棉垫，用绷带自患侧肩后起，经患侧腋下，绕过肩前上方，横过背部，经对侧腋下，横过胸前，再经患侧肩前至患侧腋下，如此反复包绕数层。

(2)手法复位外固定。适应证：大多数锁骨中段移位骨折均可采用手法复位 8 字绷带外固定。但靠手法整复得到解剖复位常较困难，外固定难以维持位置，易发生再移位。但对于轻度移位骨折，不影响患肢功能，无须强求解剖复位。操作方法：手法整复时可在血肿内麻醉下施行。患者骑坐在椅子上并面对椅背，两手叉腰，努力挺胸。术者站于背后，一足踏椅，膝顶肩背间，两手分置患者两肩峰部，力扳双肩向后，纠正锁骨骨折重叠移位，用拇食二指捏推骨折端，尽可能获得满意复位。然后 8 字绷带固定。

(3)手法复位，闭合穿针固定。适应证：锁骨横断骨折或短斜骨折，不稳定者。操作方法：患者采用局部或颈神经丛阻滞麻醉，常规消毒铺巾。自锁骨骨折断端逆行穿入一枚克氏针，自远折端击出，采用手法复位，透视下见对位满意后，将克氏针穿入近端髓腔固定。术后用三角巾悬吊患肢。

2. 手术治疗

(1)适应证：锁骨中段粉碎骨折，锁骨螺旋横断骨折，复位不满意者；锁骨外 1/3 骨折Ⅱ型，喙锁韧带断裂者；陈旧锁骨骨折不愈合者；锁骨骨折合并血管神经损伤者。

(2)操作方法：对于锁骨中段或中外 1/3 骨折不累及喙锁韧带者。患者仰卧位，患肩垫高，局麻或颈神经丛阻滞麻醉。以折端为中心，作一与锁骨平行切口，分离皮下组织，骨膜下剥离，显露骨折部。用克氏针贯穿髓腔固定，碎块可用钢丝捆扎。或用钢板固定。若系陈旧骨折，咬除硬化骨质，打通髓腔，固定，髂骨植骨。

对于锁骨外1/3骨折Ⅱ型，喙锁韧带断裂者，则行联合键悬吊移位固定术。斜越骨折部及喙突切口长约5～6cm，显露骨折部及喙突，将折端复位，骨块较小可行切除。游离附着于喙突的联合腱，连同恢复一同凿下，固定于锁骨远端喙锁韧带附着部。

（五）药物治疗

1. 中药治疗

骨折初期宜用活血化瘀，消肿止痛药物。可内服活血灵，外用展筋酊。中期瘀血肿胀虽消而未尽，骨折未连接，治宜和营生新，接骨续新。可内服三七接骨丸，养血止痛丸。后期宜养气血，补肝肾，壮筋骨，亦可配合推拿按摩。可内服筋骨痛消丸及加味益气丸，外用展筋丹。解除固定后可用外洗药外洗。

2. 西药治疗

早期运用活血化瘀药物及脱水药物，消除肿胀，术前半小时预防性运用抗生素，一般不超过3天。

（六）康复治疗

1. 功能锻炼

骨折复位固定后即可行手指、腕、肘关节的屈伸活动和用力握拳；中期可加作肩后伸的扩胸运动；后期可逐渐作肩关节的各个方向活动，重点为肩外展和旋转活动，防止肩关节粘连。在骨折愈合前，严禁抬臂运动，以免产生剪力而影响骨折愈合。

2. 物理疗法

可进行中药熏洗，理疗等。

第二节　下肢

一、股骨头骨折

（一）定义

股骨头骨折是指股骨头或其软骨失去完整性或连续性。多于成人髋关节后脱位时发生，儿童股骨头骨折罕有发生，可能与儿童的股骨头的坚韧性有关。

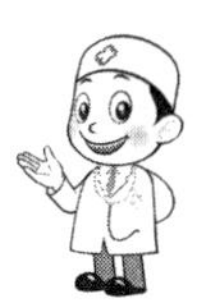

(二)诊断依据

病史：股骨头骨折系髋关节后脱位时伴同发生，Pipkin 认为髋关节于屈曲约 60°时，大腿和髋关节处于非自然的内收或外展位，强大暴力沿股骨干轴心向上传导，迫使股骨头向坚硬的髋臼后上方移位，股骨头滑至髋臼后上缘时，切断股骨头导至股骨头骨折并髋关节后脱位。髋关节前脱位时罕有发生股骨头骨折。一般认为引致股骨头骨折的创伤暴力强大，加上创伤力学上的接合，使股骨头呈片状切刮。

症状和体征：伤后患者患髋痛，主动活动丧失，被动活动时引起剧痛。

患髋痛，呈屈曲、内收、内旋及缩短的典型畸形；大转子向后上方移位，或于臀部触及隆起的股骨头，有时可触及股骨头上的骨折粗糙面；当股骨颈骨折时，下肢不仅短缩，且有浮动感。主动屈、伸髋关节丧失，被动活动时髋部疼痛加重和保护性肌痉挛。髋关节正侧位 X 线片可证实诊断。

特殊检查：无。

辅助检查：影像学检查：X 线检查：显示髋关节脱位及骨折，股骨头脱离髋臼，或部分移位，或完全脱位。部分移位指髋臼内嵌塞股骨头骨折片，加大头臼间距和上移。有时合并髋臼后缘、后壁、后壁后柱骨折，X 线片难能显示，需 CT 扫描检查才能显示。

鉴别诊断：应注意与髋关节后脱位、髋关节后脱位合并髋臼后缘骨折、髋关节后脱位合并股骨颈骨折相鉴别。

(三)证候分类

公认分型：股骨头骨折是髋关节后脱位时的伴发损伤，Pipkin 将 Thampson 和 Epstein 的髋关节后脱位第五型伴有股骨头骨折中，在分为四型，谓 Pipkin 股骨头骨折分型：

Ⅰ型：髋关节后脱位伴股骨头在小凹中心远侧的骨折不全骨折。

Ⅱ型：髋关节后脱位伴股骨头在小凹中心近侧的骨折。

Ⅲ型：第Ⅰ或Ⅱ型骨折伴股骨颈骨折。

Ⅳ型：第Ⅰ、Ⅱ或Ⅲ型骨折，伴髋臼骨折。

这种分型既考虑到股骨头骨折的特点，又照顾到髋脱位、髋臼骨折的伴发损伤，对诊断、治疗和预后是有重要意义的。

临床中最多的是 PipkinⅠ型，其他各型依序减少，以Ⅳ型最少。

(四)治疗

股骨头骨折的治疗并不容易，目前仍有分歧。有学者认为，对 PipkinⅠ、Ⅱ型股骨头骨折先试行髋关节复位，如股骨头复位后，股骨头骨折片也达到解剖复位，则宜行非手术治疗。如股骨头虽然复位，而股骨头骨折片复位不满意，或一块或多块骨片嵌塞头臼之间，是手术切开复位的指征。不论采用何种手术抑非手术治疗方式，均不宜采用石膏固定或其他外固定方式。长期制动患髋，当弃去外固定后，才发生髋关节已经僵直，违背了最初的治疗目标。无论采用何种治疗，不能忽视患者其他部位的损伤，如颅脑、腹脏内脏和胸腔内脏损伤及其出血、感染。宜待这些损伤稳定后，再考虑患髋的手术治疗。接受本类损伤患者治疗时，及时而准确的施行髋关节脱位复位术，应当认为与抢救休克时同步进行复位是非常明智的选择。因为，这是降低后期股骨头缺血坏死，创伤性骨关节炎的重要举措，已是多数学者的共识。企图采用持续大重量牵引髋脱位复位法是无益的，可能是增加股骨头缺血坏死率的因素，除非系陈旧髋脱位患者。

1. 非手术治疗

(1)适应症：主要适用于 Pipkin Ⅰ型、Ⅱ型。并应考虑如下条件：股骨头脱位整复后其中心应在髋臼内；与股骨头骨折片对合满意；股骨头骨片的形状；头臼和骨片之间的复位稳定状况。

(2)操作方法：同髋关节后脱位，如骨折片在髋臼内无旋转，股骨头复位后往往能和骨折片很好对合，再拍片后如已证实复位良好，则应采用股骨结节部骨牵引，维持患肢外展 30°位置牵引 6 周，待骨折愈合后再负重行走。

2. 手术治疗

(1)切开复位内固定或骨折片切除法。适应症：年轻患者，股骨头虽然复位，而股骨头骨折片复位不满意，或一块或多块骨片嵌塞头臼之间。操作方法：手术多用前方或外侧切口，以利骨折片的固定及切除。采用钢针、螺丝钉、钢丝缝合等内固定材料将骨折片固定，钉尾要深入在软骨下，钢丝缝合后于大转子下固定或皮外固定，穿引容易，拆除简单。如骨折片甚小，不及股骨头周径 1/4，应将骨折片切除。

(2)关节成形术、人工股骨头置换或人工全髋关节置换。适应症：骨折属于 Pipkin Ⅲ型、Ⅳ型，年老患者，陈旧性病例，或髋关节本来就有病损、关节炎或其他软骨或软骨下骨疾患的患者，宜依据骨折的类型和髋臼骨折范围和其移位等情况，选择关节成形术、人工股骨头置换或人工全髋关节置换。操作方法：同陈旧性髋关节脱位关节成形术及股骨颈骨折人工髋关节置换术。

3. 药物治疗

(1)中药治疗：按伤科三期辩证用药。早期瘀肿，疼痛较剧，宜活血化瘀，消肿止痛，用桃红四物汤加减或三七接骨丸；中期痛减肿消，宜通经活络，活血养血，用活血灵

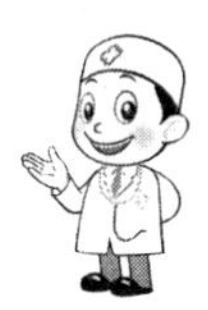

汤或舒筋活血汤；后期宜补肝肾，壮筋骨，用特制接骨丸。局部及远端肢体虚肿宜益气通络活血，用加味益气丸，肌肉消瘦发硬，功能障碍者，宜养血通络利关节，用养血止痛丸。

（2）西药治疗：如手术治疗，术前半小时预防性应用抗菌药物，一般三天，如合并其他内科疾病给予对症药物治疗。

4. 康复治疗

功能锻炼（主动、被动）：

（1）复位固定后即行股四头肌舒缩及膝踝关节的功能活动。

（2）周后扶双拐下床不负重活动，注意保持外展位。PipkinⅢ型、Ⅳ型骨折可适当延缓下床活动时间。8 周后可扶双拐轻负重活动，半年后视病情扶单拐轻负重行走，1 年后弃拐进行功能锻炼，并注意定期复查。

（3）股骨头骨折治疗的主要问题是防止骨折不愈合、股骨头缺血性坏死及创伤性骨关节炎，所以中后期的药物治疗、功能锻炼及定期复查尤为重要。一旦出现股骨头缺血性坏死征象，即应延缓负重及活动时间。

二、股骨颈骨折

（一）定义

股骨颈骨折是指由股骨头下至股骨颈基底部之间的骨折。多发生于老年人，临床治疗存在的主要问题是骨折不愈合及股骨头缺血性坏死。

（二）诊断依据

病史：股骨颈骨折多见于老人，亦可见于儿童及青壮年。女性略多于男性。老年人因骨质疏松、股骨颈脆弱，即使轻微外伤如平地滑倒，大粗隆部着地，或患肢突然扭转，都可引起骨折。青壮年人本骨折 少见，若发生本骨折，必因遭受强大暴力如车祸、高处跌下等。此种病人除本骨折外，常合并它处骨折，甚至内脏损伤。

症状和体征：伤后患髋疼痛，多不能站立或行走，移位型股骨颈骨折症状明显，髋部疼痛，活动受限，患髋内收，轻度屈曲，下肢外旋、短缩。大粗隆上移并有叩击痛，股三角区压痛，患肢功能障碍，拒触、动；叩跟试验阳性，骨传导音减弱，Shoemakersign（+），Kaplan 交点偏向健侧脐下，Bryant 三角底边缩短，大转子在 Nelaton 线之上。

嵌插型骨折和疲劳骨折，临床症状不明显，患肢无畸形，有时患者尚可步行或骑车，易被认为软组织损伤而漏诊，如仔细检查可发现髋关节活动范围减少。对老年人伤后主诉髋部疼痛或膝部疼痛时，应详细检查并拍摄髋关节正侧位片，以排除骨折。

特殊检查:无。

辅助检查:影像学检查:X 线检查,可明确骨折部位、类型和移位情况,应注意的是某些线状无移位的骨折在伤后立即拍摄的 X 线片可能不显示骨折,等 2~3 周后再进行 X 线检查,因骨折部发生骨质吸收现象,如确有骨折此时骨折线可清楚地显示。因而临床怀疑骨折者,可申请 CT 检查或卧床休息两周后再拍片复查,以明确诊断。

鉴别诊断:应注意与髋关节脱位、股骨粗隆间骨折相鉴别。

(三)证候分类

按骨折错位程度分型(Garden 分型):

Ⅰ型:不完全骨折。

Ⅱ型:完全骨折,但无错位。

Ⅲ型:骨折部分错位,股骨头向内旋转移位,颈干角变小。

Ⅳ型:骨折完全错位,骨折端分离,近折端可产生旋转,远折端多向后上移位。

(四)治疗

应按骨折的时间、类型、患者的年龄和全身情况等决定治疗方案。

1. 非手术治疗

(1)空心加压螺钉经皮内固定 。适应症:Garden Ⅰ、Ⅱ型骨折。操作方法:新鲜无移位股骨颈骨折可在透视下直接行 2~3 枚空心螺钉内固定。先由助手牵引并扶持伤肢轻度外展内旋,常规皮肤消 毒、铺巾、局麻,于股骨大转子下 1 cm 及 3cm 处经皮作 2~3 个长约 1cm 的切口,沿股骨颈方向钻入 2~3 枚导针经折端至股骨头内,正轴位透视见骨折无明显移位,导针位置良好,选择长短合适的 2~3 枚空心加压螺钉套入导针钻入股骨头软骨面下 5mm 处,退出导针,再次正轴位透视见骨折复位及空心加压螺钉位置良好,固定稳定,小切口缝 1 针,无菌包扎,将患肢置于外展足部中立位。一周后可下床不负重功能锻炼。

(2)手法复位经皮空心加压螺钉内固定术。适应症:Garden Ⅲ、Ⅳ型骨折。操作方法:新鲜移位型股骨颈骨折,可由两助手分别相向顺势拔伸牵引,然后内旋外展伤肢复位;或屈髋屈膝拔伸牵引,然后内旋外展伸直伤肢进行复位;或过度屈髋、屈膝、拔伸牵引内旋外展伸直伤肢复位;也可先行骨折牵引快速复位,复位满意后按前述方法进行固定。

(3)皮肤牵引术:适应症及操作方法:对合并有全身性疾病,不宜施行侵入方式治疗固定的股骨颈骨折。若无移位则可行皮肤牵引并丁字鞋保持下肢外展足部中立位

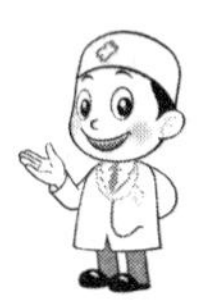

牵引固定。

(4)较小儿童选用钢针固定骨折,较大儿童可用空心螺钉固定。

2. 手术治疗

(1)空心加压螺钉内固定。适应症:闭合复位失败或复位不良的各种移位型骨折。操作方法:取髋外侧切口,显露骨折端使骨折达到解剖复位或轻微过度复位,空心加压螺钉内固定技术同上述。

(2)滑移式钉板内固定。适应症:股骨颈基底部骨折闭合复位失败者或股骨上端外侧皮质粉碎者。操作方法:取髋外侧切口,加压髋螺钉应沿股骨颈中轴线或偏下置入,侧方钢板螺钉应在 3 枚以上,为防止股骨颈骨折旋转畸形,可附加 1 枚螺钉通过股骨颈固定至股骨头内。

(3)内固定并植骨术。适应症:陈旧性股骨颈骨折不愈合、或兼有股骨头缺血性坏死但无明显变形者或青壮年股骨颈骨折移位明显者。操作方法:可先行股骨髁上牵引,待骨折端牵开后,行手法复位空心加压螺钉经皮内固定(亦可手术时再行复位内固定),再视病情行带旋髂深动脉蒂、缝匠肌蒂的髂骨瓣或带股方肌蒂骨瓣等转位移植术。

(4)截骨术。适应症:陈旧性股骨颈骨折不愈合或畸形愈合后,可采用截骨术以改善功能。操作方法:股骨粗隆间内移截骨术(麦氏)、孟氏截骨术、股骨粗隆下外展截骨术、贝氏手术等。但必须严格掌握适应证,权衡考虑。

(5)人工髋关节置换术。适应症:主要适用于 60 岁以上的陈旧性股骨颈骨折不愈合,内固定失败或恶性肿瘤骨折移位显著不能得到满意复位和稳定内固定者,有精神疾病或精神损伤者及股骨头缺血性坏死等可行人工髋关节置换术。操作方法:全身麻醉或硬膜外阻滞麻醉。手术入路可采用髋部前外侧入路(S-P 入路)、外侧入路、后外侧入路等。根据手术入路不同采用相应的体位。对老年患者应时时把保存生命放在第一位,要细心观察防治合并症及并发症。

3. 药物治疗

(1)中药治疗:按伤科三期辩证用药。早期瘀肿,疼痛较剧,宜活血化瘀,消肿止痛,用桃红四物汤加减;中期痛减肿消,宜通经活络,活血养血,用活血灵汤或舒筋活血汤;后期宜补肝肾,壮筋骨,用三七接骨丸。局部及远端肢体虚肿宜益气通络活血,用加味益气丸,肌肉消瘦发硬,功能障碍者,宜养血通络利关节,用养血止痛丸。

(2)西药治疗:如手术治疗,术前半小时预防性应用抗菌药物,一般三天,如合并其他内科疾病给予对症药物治疗。

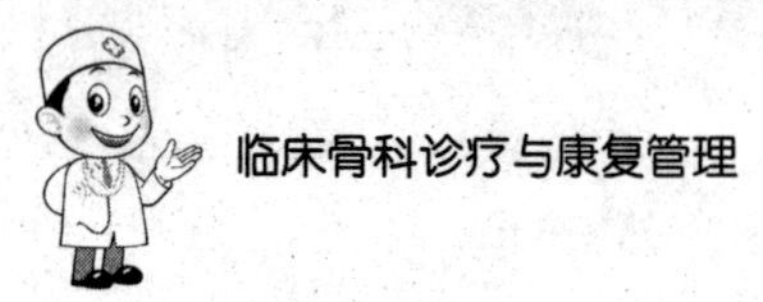

4. 康复治疗

功能锻炼(主动、被动):

(1)复位固定后即行股四头肌舒缩及膝踝关节的功能活动。

(2)1周后扶双拐下床不负重活动,注意保持外展位。头下型骨折可适当延缓下床活动时间。8周后可扶双拐轻负重活动,半年后视病情扶单拐轻负重行走,1年后弃拐进行功能锻炼,并注意定期复查。

(3)股骨颈骨折治疗的主要问题是防止骨折不愈合及股骨头缺血性坏死,所以中后期的药物治疗及定期复查尤为重要。要嘱咐病人不侧卧、不盘腿、不内收伤肢。一旦出现股骨头缺血性坏死征象,即应延缓负重及活动时间。

三、股骨粗隆间骨折

(一)定义

股骨粗隆间骨折是指由股骨颈基底部至小粗隆水平以上部位的骨折,为老年人的常见病,因血液供应好,骨折均能良好愈合,但若处理不当,极易发生髋内翻畸形。

(二)诊断依据

病史:股骨粗隆间骨折多见于老人,男性多于女性。老年人因骨质疏松、股骨粗隆部脆弱,即使轻微外伤如平地滑倒,大粗隆部着地,或患肢突然扭转,都可引起骨折。青壮年发病者较少,若发生本骨折,必因遭受强大暴力如车祸、高处跌下等。

症状和体征:伤后髋部疼痛,不能站立与行走。

患侧髋部肿胀明显,可有皮下瘀斑,移位型骨折肢体呈短缩、内收、外旋畸形,移动肢体时疼痛加剧,大粗隆上移,按压或叩击大粗隆时疼痛剧烈,有时可触及骨擦感,纵轴叩击痛阳性,髋关节功能障碍。

特殊检查:无。

辅助检查:X线摄片可明确骨折类型和移位情况。

别诊断:应注意与髋关节脱位、股骨粗隆间骨折相鉴别。

(三)证候分类

1. 粗隆间骨折

骨折线自大粗隆顶点开始,斜向内下方行走,达小粗隆部。依据暴力的情况不同,小粗隆或保持完整,或成为游离骨片。但股骨上端的骨支柱保持完整,骨的支撑作用还比较好,髋内翻不严重,移位较少。由于骨折线在关节囊和髂股韧带附着点的远侧,因而骨折远段处于外旋位。粉碎型则小粗隆变为游离骨块,大粗隆及其内侧骨支柱亦

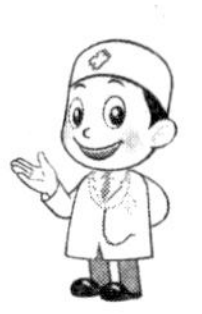

破碎，髋内翻严重，远端明显上移、外旋。

2. 反粗隆间骨折

骨折线自大粗隆下方斜向上行走，达小粗隆的上方。骨折线的走向与转子间线或转子间嵴大致垂直。骨折近端因外展肌与外旋肌的收缩而外展、外旋，远端因内收肌与髂腰肌的牵拉而内、向上移位。

3. 粗隆下骨折

骨折线经过大小粗隆的下方。

(四)治疗

1. 非手术治疗

手法整复牵引固定：① 适应症：适用于各种类型的股骨粗隆间骨折。② 操作方法：一般行股骨髁上牵引。维持屈髋屈膝各 15°~30°，外展 30°，足部中立位牵引，牵引重量要足够大，复位后维持牵引，重量不得少于体重的 1/10。如果牵引后复位欠佳，则可采用股骨颈骨折整复方法(顺粗隆间骨折)或端提、挤按方法(反粗隆间骨折)整复，然后维持髁上牵引固定，直至骨折愈合，牵引一般维持 8~10 周。

手法整复牵引并钢钉撬压固定：① 适应症：适用于股骨转子下骨折。② 操作方法：先行股骨髁上牵引，然后将患肢置于板式牵引架上，屈髓屈膝各 40°~50°，外展 30°牵引，待牵开后行叩挤，推按等手法整复。若近端外展、前屈、外旋移位明显，不能纠正者，可加用钢针撬压整复。具体操作方法为：髋部及大腿中上段常规皮肤消毒、铺巾、局麻、透视下沿股骨小粗隆下缘处由外向内打入一枚钢针，使之与近折端骨干垂直，尖端前倾，针尾与床成 15°~30°夹角，击入骨干，注意不要穿透对侧皮质骨，然后包扎伤口，由针尾处套上已打好孔的股骨外侧夹板，将针尾向上抬起并向远端扳动，以矫正近端之外旋外展移位，再在钢针的中内 1/3 处套一弹簧，将针尾架在一带台阶的三角架上，稳定近骨折端，然后略施手法，即可使骨折复位，配合夹板外固定。一般 6 周后可祛除该针，8~10 周去除骨牵引。

手法整复力臂式外固定架固定：① 适应症：适用于顺、逆粗隆间骨折及粗隆下骨折。② 操作方法：在电视 X 线机监控下，患者取平仰卧位，两助于分别把持腋部及小腿行顺势拔伸牵引复位，保持患肢外展足部旋中位或稍内旋位，常规皮肤消毒，铺巾，局麻，分别将 2 枚带丝骨圆针顺股骨颈纵轴，呈倒“V”形钻入至股骨头软骨面下 0.5cm，针尾留于皮外 3cm。股骨髁上方 5~10cm 处与骨干垂直由外向内钻入第 3 枚骨圆针，不透过对侧皮肤。然后安装力臂氏固定架，将钻入的 3 枚钢针分别套于固定架上，固定于主体杆上，拧紧螺母，一般固定 8~12 周。

手法整复其他骨外固定器固定：包括螺旋针调节式外固定器，双关节可调式镜关节外固定器,三角力臂加压外固定架,撑开互锁式外固定器,粗隆间骨折外固定架等,适应症及操作方法与手法整复力臂式外固定架固定大同小异,有条件者可选择应用。

手法整复 Ender 针内固定:① 适应症:适用于无严重粉碎的粗隆间骨折。② 操作方法:在电视 X 线机监控下,选用硬膜外麻醉,按上述手法使骨折复位,按肢体长度选用合适的 Ender 针(一般为腹股沟韧带中点至股骨内侧小结节的距离)。要求无菌操作,在股骨内髁上 2cm 处凿-1~2cm 骨孔,将预弯好的钉自该孔通过髓腔穿过骨折部直接到股骨头关节面下 0.5cm 处,使数根针呈扇形或鱼叉样散开。术后施皮肤牵引或丁字鞋,稳定型骨折可扶双拐于 2~3 周后下床,不稳定骨折则需卧床 4~6 周。

2. 手术治疗

切开复位内固定:

(1)适应症:适用于各种类型成人股骨粗隆间骨折。

(2)操作方法:常用的有 Jewete 钉板,Molaughlin 钉板,滑动钉板,Charnley 滑动加压钉板,DHS 或 DCS 等。手术按三翼钉内固定方法进行,先用连续硬外麻醉,外侧切口,用带尾螺丝钉及垫板连接三翼钉和钢板置于恰当位置;用滑动钉时则钉板连接其固定角度,依次用螺钉将钢板固定于股骨干外侧,拧紧各螺钉,缝合切口。术后 2 天即可在床上行患肢的屈伸活动,4~6 周后患肢不负重扶双拐下地,8~12 周逐渐开始负重锻炼。对陈旧性股骨粗隆间骨折,若无明显愈合,行切开复位内固定并植入松质骨;若已愈合,有髋内翻者,则行粗隆下外展截骨术并行上述方法内固定。

3. 药物治疗

(1)中药治疗:按伤科三期辩证用药。早期瘀肿,疼痛较剧,宜活血化瘀,消肿止痛,用桃红四物汤加减;中期痛减肿消,宜通经活络,活血养血,用活血灵汤或舒筋活血汤;后期宜补肝肾,壮筋骨,用三七接骨丸。局部及远端肢体虚肿宜益气通络活血,用加味益气丸,肌肉消瘦发硬,功能障碍者,宜养血通络利关节,用养血止痛丸。

(2)西药治疗:如手术治疗,术前半小时预防性应用抗菌药物,一般三天,如合并其他内科疾病给予对症药物治疗。

4. 康复治疗

(1)复位固定后即可行股四头肌收缩及踝关节伸屈活动。

(2)行骨外固定器固定者,若折端稳定,1 周后可扶双拐下床不负重保持下肢外展位活动,4 周后轻负重活动,6~8 周后扶双拐逐渐负重;行牵引治疗者待骨折愈合,钢针拔除后扶双拐轻负重活动。

(3)半年后始可扶单拐逐步负重。

第三章　骨科诊疗康复技术

第一节　骨折概述

由于外力的作用破坏了骨的完整性或连续性者，称为骨折。常通过直接暴力、间接暴力、筋肉牵拉、持续性劳损致伤作用于人体而发生骨折。

骨折可能有各种全身或局部的并发症，特别是一些危及生命的并发症，必须做周密的全身检查，确定有无并发症，积极防治。

复位的方法分为闭合复位和切开复位。闭合复位又可分为手法复位和持续牵引。

手法复位：根据不同部位的骨折及骨折移位特点，适当选用拔伸、旋转、折顶、回旋、端提、捺正、分骨、屈伸、纵压这九种整复骨折的手法，复位后X线透视或摄片检查。并妥善固定，固定方法分外固定和内固定两类。外固定有夹板、石膏绷带和持续牵引等。

(一)夹板固定

(1)夹板固定的适应证。四肢闭合性骨折：股骨骨折因大腿肌肉有较大的收缩力，常需结合持续皮牵引或骨牵引。四肢开放性骨折：创面小或经处理后创口已愈合者。

(2)选用带有衬垫的夹板，应有一定的弹性、韧性和可塑性，夹板固定的范围可分为超关节固定和不超关节固定两种。

(3)一般选用毛头纸、棉花或棉毡等材料制作固定垫，固定垫的大小、厚度及硬度等均要适中，常用的固定垫如平垫、塔形垫、梯形垫、高低垫、葫芦垫、抱骨垫、分骨垫等。

根据骨折的类型、移位的情况，在适当部位安置固定垫。常用的有两垫、三垫固定法。

(4)夹缚固定的包扎方法：骨折复位后，放置固定垫，四肢管状骨(除胫腓骨骨折为五块夹板外)通常在被固定的肢体这位放置四块夹板，先安放对骨折起主要固定作用的两块夹板，以绷带包扎两圈后，再放置其他夹板。在夹板外再用绷带包扎覆盖，使能维持各块夹板的位置。然后从近侧到远侧缚扎带 3~4 根，每根扎带绕肢体两周后结扎。此法之优良是夹板不易移动，较为牢靠。

夹板固定时遇有腋窝、腘窝等血管、神经丰富之处，经受不住过紧的扎缚，应加用棉垫包护。

夹缚松紧度要得宜，既要起到有效的固定作用，也要防止引起皮肤压迫性坏死、缺血性肌挛缩等并发症。

(5)夹板固定后的注意事项：

①适当抬高患肢，以利肢体肿胀消退，可用软枕垫高。

②密切观察患肢的血液循环情况，特别固定后 1~4 天内更应注意肢端动脉的搏动以及温度、颜色、感觉、肿胀程度、手指或足趾主动活动等。若发现有血液循环障碍，必须及对将扎带放松，如仍未好转，应拆开绷带，重新包扎。若不及时处理，可以发生缺血性肌挛缩，形成爪形手、爪形足畸形，甚至肢体坏疽，后果极为严重。肢体血液循环障碍最早的症状是剧烈的疼痛，切勿认为是骨折引起的疼痛，以致麻痹大意。骨折引起的疼痛只限于骨折局部，一般骨折整复后疼痛逐渐减轻，若固定之后疼痛加重，被捆扎处远侧整段肢体出现搏动性疼痛，则为肢体血液循环障碍。对待患者的主诉要严肃认真进行分析，做出正确的判断和及时的处理。

③若在夹板内固定垫处、夹板两端或骨骼隆突部位出现固定的疼痛点时，应及时拆开夹板进行检查，以防发生压迫性溃疡。

④注意经常调整夹板的松紧度。患肢肿胀消退后，夹板也将松动，故应每天检查扎带的松紧度，及时予以调整。

⑤定期作 X 线透视或摄片检查，了解骨折是否再发生移位，特别在复位后 2 周内要勤于复查。若再发生移位，应再次进行复位。解除固定应以 X 线片见到骨折已经骨性愈合为准。

(二)持续牵引

持续牵引有皮肤牵引、骨牵引及布托牵引等。

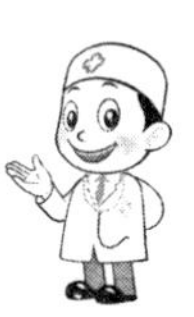

(1)皮肤牵引:系利用粘膏粘于皮肤,其牵引力量直接加于皮肤,间接牵拉肌肉和骨骼。如十二岁以下的儿童股骨骨折、老人股骨转子间骨折,肱骨外科颈骨折有时亦可用上肢悬吊皮肤牵引。牵引重量以 1/3 体重为宜。皮肤牵引时间一般不超过 4~6 周。

(2)骨牵引:系利用钢针或牵引钳穿过骨质进行牵引,牵引力直接作用于骨骼。适用于需要较大力量才能整复的成人骨折、不稳定性骨折、开放性骨折以及颈椎骨折脱位等,应用此法必须严格注意无菌技术操作,防止穿刺部位发生感染,操作对要从安全穿刺方向进针,谨防穿入关节囊或损伤附近的主要神经血管。常用的骨牵引如股骨髁上或胫骨结节骨牵引、跟骨骨牵引、尺骨鹰嘴骨牵引、颅骨牵引。

(3)布托牵引:常用的布托牵引有两种:枕颌布托牵引和骨盆兜悬吊固定。

(三) 骨折的三期分治药物治疗

外用药:

(1)初期:以活血化瘀、消肿止痛类的药膏为主,如消瘀止痛药膏、清营退肿膏、双柏散,定痛膏、紫荆皮散,焮红热痛时可外敷清营退肿膏。

(2)中期以接骨续筋类药膏为主,如接骨续筋药膏、外敷接骨散、驳骨散、碎骨丹等。

(3)后期:本期因骨已接续,可用舒筋活络类膏药外贴,如万应膏、损伤风湿膏、坚骨壮筋膏、金不换膏、跌打膏、伸筋散等。

骨折后期,如折断在关节附近,为防止关节强直、筋脉拘挛,可外用熏洗、熨药及伤药水揉擦,配合练功活动,达到活血散瘀、舒筋活络,迅速恢复功能的目的。一般常用的熏洗及熨药方有海桐皮汤、骨科外洗一方、骨科外洗二方、舒筋活血洗方、上肢损伤洗方、下肢损伤洗方等,常用的伤药水有筋伤药水、活血酒等。

内服药:

(1)初期:由于筋骨脉络的损伤,血离经脉,淤积不散,气血凝滞,经络受阻,故宜活血化瘀、消肿止痛为主。可选用活血止痛汤、和营止痛汤、新伤续断汤、复元活血汤、夺命丹、八厘散、肢伤一方等药,如有伤口者多吞服玉真散。如损伤较重,瘀血较多,应防其瘀血流注脏腑而出现昏沉不醒等症,则可用大成汤通利之。

(2)中期:此期肿胀逐渐消退,疼痛明显减轻,但瘀肿虽消而未尽,骨尚未连接,故治宜接骨续筋为主,可选用新伤续断汤、续骨活血汤,或桃红四物汤、肢伤二方、接骨丹、接骨紫金丹等。接骨药有自然铜、血竭、地鳖虫、骨碎补、续断等。

(3)后期:一般已有骨痂生长,治宜壮筋骨、养气血、补肝肾为主,可选用壮筋养血

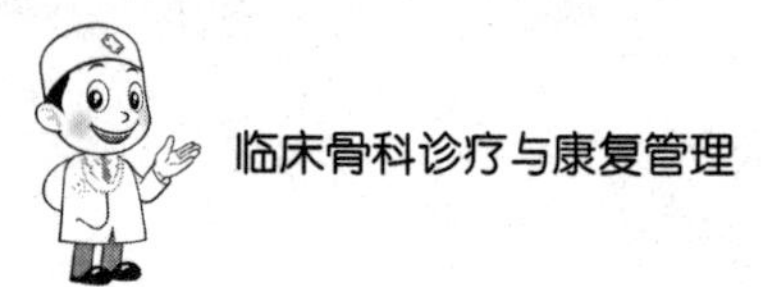

汤、生血补髓汤、六味地黄汤、八珍汤、健步虎潜丸、肢伤三方和续断紫金丹等。

一、锁骨骨折

（一）诊查要点

病史：多为间接暴力所致，骨折多发生在锁骨的中外1/3交界处。儿童可为青枝骨折，成人多为横断。内侧段向后上移位，外侧段向前下移位，同时可有重叠移位。

临床表现：患肩局部肿痛、功能障碍及典型姿态。幼年患者在穿衣、上提其手、从腋下托起或触压锁骨时，会因疼痛加重而啼哭，常可提示诊断，

X线片：显示锁骨骨折的类型及移位特点。

（二）鉴别诊断

肩关节脱位："方肩"畸形，肩关节盂空虚，有弹性固定感，在喙突下，腋窝内或锁骨下可触及肱骨头，搭肩试验阳性。

肩锁关节脱位：在肩锁关节处摸到一个凹陷，可摸到肩锁关节松动。X线检查显示锁骨远端向上移位。

（三）治疗方法

整复与固定：手法整复，用"8"字绷带、双圈固定。

中药辨证施治：按骨折三期分治方法治疗。

婴幼儿及儿童患者骨折愈合迅速，如无兼症，后期不必用药。

（四）术后康复

锁骨呈"S"状，作为支点连接于胸骨和肩峰之间，允许上肢最大范围活动，为肌肉提供止点，并将力量由上肢传到躯干。锁骨骨干细，位置表浅，易发生骨折（占全身骨折5%~10%），好发于锁骨中1/3或中外1/3交界的骨质薄弱处。间接暴力致伤为主，多为跌倒时手掌、肘部或肩部着地，传到暴力冲击锁骨发生骨折。直接暴力亦可从前方和上方作用于锁骨，发生横断型和粉碎性骨折。骨折后近端因胸锁乳突肌牵拉向后上移位，远端因肢体重量及胸大肌牵拉向下内移位。锁骨骨折治疗简单，对无错位或青枝骨折可用三角巾悬吊2~3周即可。有移位的锁骨远端骨折（超过10~15mm）或合并神经血管压迫症状的锁骨近端骨折多手术切开复位，固定方式髓外钢板螺钉固定。

1. 术后0~2周

（1）体位摆放及保护：卧床期间将患侧手臂适当垫高，防止因上臂重量对骨折端

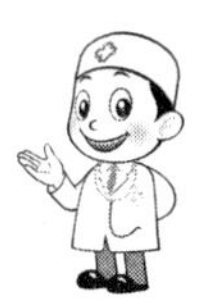

产生牵拉影响愈合，同时促进患肢血液循环。下床活动时用三角巾或吊带悬吊保护（4~6周），具体保护时间视骨折愈合、疼痛、肌力情况而定。

（2）未受累关节主动活动：麻醉消退可进行交替张开手掌—握拳—张开手掌练习在不增加疼痛的前提下尽可能多做。同时腕关节及肘关节可以进行全范围屈伸活动，20~30次/组，2组/日。

（3）肩关节活动度练习（术后1周）：

①卧位下：可在健手承托下进行90°内的肩关节前屈、外展和水平内收至肩膀的练习，以及在健手保护下的肩关节内、外旋练习。

②站立位：向前弯腰在健侧手保护下依次进行肩关节前屈、后伸、内收、外展摆动练习，最后进行上述动作结合的划圈动作，逐渐增大活动范围，但向前及向外侧不超过90°，活动强度及要求同上。

（4）肌肉量练习（后期可在以下动作基础 上增加负重）：

①肩胛带周围肌肉等长收缩练习（术后第2周开始）：耸肩、“扩胸”“含胸”练习。

②肩关节周围肌肉力量练习：前平举：站立位屈肘90°，手臂在体前抬起至无痛角度（小于90°）。侧平举：手臂在体侧抬起至无痛角度（小于90°）。后伸：手臂向身体后方抬起。

（5）日常生活动作训练：术后麻醉解除，可在自身疼痛耐受情况下进行力所能及的日常生活活动，刷牙，洗脸，用餐，接打电话等（此期明显过头动作不要盲目进行）。

2. 术后3~6周

（1）活动度练习：继续并强化以上练习，术后4周结合骨折愈合情况，逐渐增加被动活动角度。

（2）骨折愈合良好可在上文肌力练习过程中加载适当负荷（负荷选低强度：完成30次动作即感疲劳的负荷量），30次/组，组间休30秒，2~3组连续进行，1~2次练习/日。

（3）抗阻内、外旋旋肌力练习：借助橡皮筋、弹力带及拉力器等阻力单元。

（4）明确骨折愈合良好后可进行大部分（非负重）过头日常活动，洗头、梳头、穿脱套头衫等

3. 术后7~10周

继续加强活动度练习：按前文方法肩关节前屈角度逐渐在术后10周基本达到全范围活动。要求无疼全关节活动，可以用健侧手臂作比较，活动范围基本相同即为正常。

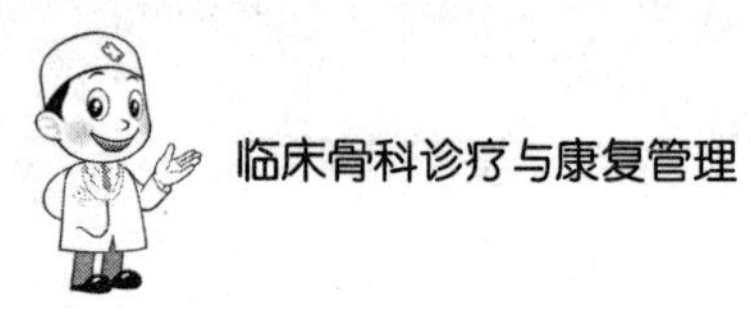

4. 术后11~12周

强化肌力，以绝对力量练习为主，但此期内禁止进行俯卧撑等、卧推等大强度力量训练。选用中等负荷(完成20次动作即感疲劳的负荷量)，20次/组，2~4组连续练习，组间休息60秒，2~3次练习/日。

5. 术后三个月

结合骨折愈合情况可开始大强度力量训练，视情况决定可否恢复专项运动或体力劳动。

二、肱骨外科颈骨折

(一)诊查要点

病史：多为传达暴力所致，可分为裂纹骨折、嵌插骨折、外展型、内收型及合并肩关节脱位等。

临床表现：伤后局部肿胀、功能障碍、疼痛。有压痛和纵轴叩击痛，上臂内侧可见瘀斑，非嵌插性骨折可出现骨擦音和异常活动。

X线片：显示肱骨外科颈骨折的类型及移位特点。

(二)鉴别诊断

肩关节前脱位："方肩"畸形，肩关节盂空虚，有弹性固定感，搭肩试验阳性。

肩部软组织损伤：肩部软组织损伤压痛局限，外科颈骨折为环形压痛，X线检查显示外科颈骨折。

(三)治疗方法

整复与固定：手法整复，夹板固定。

中药辨证施治：按骨折三期分治方法治疗。

婴幼儿及儿童患者骨折愈合迅速，如无兼症，后期不必用药。

(四)术后康复

在患肢不持重的情况下多做患肢各个关节的弯曲以及手指各个关节的弯曲活动，避免关节粘连肌肉萎缩就可以，肱骨外科颈股这个部位血液循环差，血液供应不足，骨折恢复比较缓慢些，恢复期间配合服用补气补血，滋补肝肾。接骨续筋。通经络当面的接骨中药治疗，使你骨髓筋气血等方面得到调节，促进你补骨物质的吸收及骨细胞的生长，能帮助骨折尽快愈合，减少后遗症的发生。

三、肱骨干骨折

（一）诊查要点

病史：肱骨干中上部骨折多因直接暴力（如棍棒打击）引起，多为横断或粉碎骨折。肱骨干下1/3骨折多由间接暴力（如投弹、掰手）所致，常呈斜形、螺旋形骨折。由于骨折后肱骨干周围有许多肌肉牵拉，故在不同平而的骨折就会造成不同方向的移位。

临床表现：伤后局部有明显疼痛、压痛、肿胀和功能障碍。为有移位骨折，上臂有短缩或成角畸形，有异常活动和骨擦音。检查时应注意桡神经是否有损伤。

X线片：显示肱骨干骨折的类型及移位特点。

（二）鉴别诊断

肱骨外科颈骨折：与上1/3肱骨干骨折鉴别，X线片可确诊。

肱骨髁上骨折：与下1/3肱骨干骨折鉴别，X线片可确诊。

（三）治疗方法

整复与固定：手法整复，夹板固定。

中药辨证施治：按骨折三期分治方法治疗。骨折迟缓愈合者，应重用接骨续损药，如土鳖、自然铜、骨碎补之类。

（四）术后康复

复位固定后开始练习指、掌、腕关节活动，并做上臂肌肉的主动舒缩练习，以加强两骨折端在纵轴的挤压力。禁止做上臂旋转运动。

2~3周后开始练习肩、肘关节活动。方法有：伸屈肩、肘关节，健手握住腕部，使患肢向前伸展，再屈肘时后伸上臂；旋转肩关节，身体向患侧倾斜，屈肘90°，使上臂与地面垂直，以健手握患侧腕部，做画圆圈动作；双臂上举，两手置于胸前，十指相扣，用健肢带动患肢，先屈肘45°，然后屈肘120°。

解除外固定后的功能锻炼。方法如下：肩关节环转，向前弯腰，上臂自然下垂，患肢在水平面做顺、逆时针的画圆圈动作；肩内旋，患侧手置于背后，然后用健侧手托扶患侧手去触摸健侧肩胛骨；肩外展外旋，患侧手摸头后部；肩外展、内旋、后伸，用患侧手背碰触患侧腰部；肩内收、外旋，患侧手横过面部触摸对侧耳朵。

日常生活中使用患肢，发挥患肢功能。早、中期用患肢端碗、夹菜、刷牙、系裤带等，解除外固定后，再视功能恢复情况逐步达到生活自理。

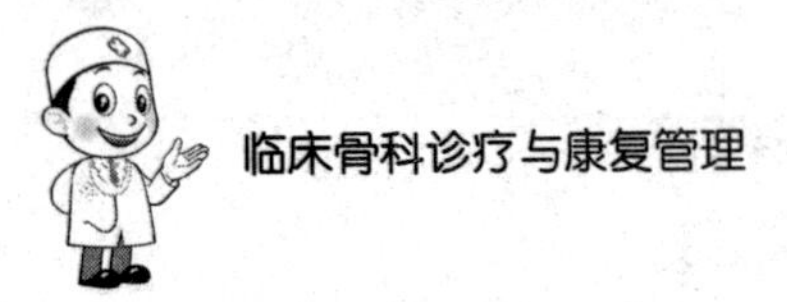

四、肱骨髁上骨折

(一)诊查要点

病史:多由间接暴力所致,多见于儿童。可将肱骨髁上骨折分为伸直型、屈曲型,可伴有神经、血管损伤等的并发症。

临床表现:伤肘肿胀、疼痛,功能障碍,肱骨髁上处有压痛。骨折有移位者,肘部疼痛、肿胀较明显,甚至出现张力性水泡,肘部呈靴形畸形。应注意是否合并神经或血管损伤。

肘关节正侧位 X 线片可显示骨折类型和移位方向。

(二)鉴别诊断

肘关节后脱位:伤肘有弹性固定感,肘后肱骨内、外上髁和鹰嘴三点关系丧失,结合 X 线片相鉴别。

(三)治疗方法

整复与固定:手法整复,夹板固定。

中药辨证施治:成人按骨折三期分治方法治疗。儿童早期肿胀严重、血运障碍者加用三七、丹参,并重用祛瘀、利水、消肿药物,如茅根、木通之类。中、后期内服药可停用。

(四)术后康复

早期合理的功能锻炼,可促进患肢血液循环,减少肌肉萎缩,保持肌肉力量,防止关节僵硬,促进骨折愈合。所以,被固定的肢体,均要作适当的肌肉收缩和放松锻炼。对于没有固定的关节,应及时鼓励病人作主动的功能锻炼,当骨折端已达临床愈合就逐渐加强负重锻炼。临床上功能锻炼有两种形式:主动运动与被动运动。

1. 主动运动

是功能锻炼的主要形式,根据病人的活动能力,在不影响骨折断端移位的前提下,尽早进行肌肉收缩放松运动及未固定关节的各向运动,来促进血液循环,增强体质,减轻创伤对全身反应,防止关节僵硬,因此主动运动应自始至终贯串在整个骨折修复过程中。

2. 被动运动

(1)按摩:适用于骨折断端有肿胀的肢体,通过轻微按摩帮助肿胀消退。

(2)关节被动活动:骨折固定初期,少数病人因惧怕疼痛不敢作主动锻炼,宜在医

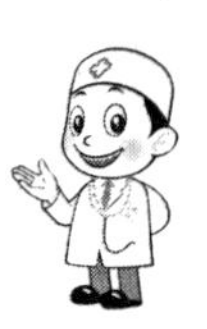

务人员帮助下进行辅助性活动,促使病人更好地作主动锻炼。对早日消除肿胀,防止肌肉萎缩粘连,关节囊挛缩有一定作用,但操作时要轻柔,不使骨折再度移位和加重局部创伤。

五、桡骨远端骨折

(一)诊查要点

病史:多由间接暴力所致,多见于老年人。可将骨折分为伸直型、屈曲型,以前者多见。在20岁以前,桡骨下端骨骺尚未融合,可发生骺离骨折。

临床表现:伤后局部肿胀、疼痛、手腕功能部分或完全丧失。伸直型骨折(克雷氏骨折)远端向背侧移应时,可见"餐叉样"畸形;向桡侧移位时,呈枪上刺刀状畸形;缩短移位时,可扪及桡骨茎突上移。屈曲型骨折,手腕部呈"锅铲样"畸形。

腕关节正侧位X线片可显示骨折类型和移位方向。

(二)鉴别诊断

腕部组织扭伤:无移位或不完全骨折时,肿胀多不明显,仅觉得局部疼痛和压痛,可有环状压痛和纵轴压痛,腕和指运动不便,握力减弱,须注意与腕部组织扭伤鉴别,做X线片检查以鉴别。

(三)治疗方法

整复与固定:手法整复,夹板固定。

中药辨证施治:成人按骨折三期分治方法治疗。儿童可免。

(四)术后康复

一般情况Colles骨折以手法复位、小夹板或石膏外固定为首选,外固定后应鼓励患者积极进行掌指关节、指间关节屈伸活动(这是很关键的)。4~6周外固定解除后再努力进行手及腕关节的主动屈伸训练。而Smith骨折一般也是首选手法复位外固定治疗,外固定后,可以进行握拳、屈伸指锻炼,4~6周外固定解除后,再行腕部的屈伸练习。在此,需要注意的是Colles骨折在外固定期间最好不做伸腕动作,需要慎重,但是可以做屈腕动作。而Smith骨折则正好相反。至于Barton骨折一般也以手法复位为主,但是不稳定的或是移位的一般考虑手术。背侧Barton骨折注意事项与Colles骨折相同,掌侧Barton骨折与Smith骨折相同。

1. 第一阶段保护期(0~4周)——相应的首选治疗重点是水肿

其目标:维持正确的保护性制动;减轻水肿和疼痛;保持未受累关节的充分活动

范围。

(1)因为过度的水肿会增加疼痛和延迟骨折愈合,所以本着 PRICE(保护、制动、冰敷、加压、抬高)的原则进行处理;同时指导患者及家属进行向心性按摩或是使用加压绷带;再者就是肩—手泵的主动运动;同时物理因子(静电、低频脉冲磁、磁感应等)的应用和运动肌能贴的处理。

(2)未受累关节(肩、肘、前臂、手指)的 AROM 训练,在固定后或是术后立即进行,这里需要注意的是活动前臂应该考虑下尺桡关节的稳定性;应进行屈、伸指肌腱滑动练习,防止肌腱间的粘连及短缩;还有就是手内在肌(蚓状肌、骨间肌、鱼际肌)的练习。

(3)受累关节的活动训练,这要保证是稳定性固定或坚强固定,可以轻微地进行。

2. 第二阶段稳定期(4~6 周)——相应此期的治疗重点是腕关节和前臂的活动,是康复治疗的最佳恢复期

当然,这个时间周期是相对的,它取决于骨折范围、类型和固定的情况等。上一阶段的目标继续实用。其目标:腕关节和前臂在无痛范围内达到最大活动度;受累肢体恢复轻微的功能活动;必要时继续完成第一阶段的目标。

(1)腕关节及前臂的主动活动练习,需骨折处达到一定愈合或是手术固定骨折已经稳定的情况下方可进行,比如主动辅助活动范围的练习或是治疗的被动活动练习等。

(2)伤口关闭愈合情况下,瘢痕粘连的处理,比如超声、蜡疗等。

(3)骨折稳定性允许的情况下,可以进行Ⅰ~Ⅱ级的关节松动或是肌肉能量技术(MET)。

(4)屈肘 90 度且上臂贴紧身体时进行前臂的旋转练习,需防止肩代偿。

(5)轻度功能性活动,精细动作协调性练习,如小物件的操控、写字、打字、拣菜等;一些基本的日常生活活动练习,如吃、穿、个人卫生的处理、抓握等。

(6)在这个阶段结束时,建议患者复查 X 线片。以此判断愈合的情况,或是下一步骨折处能承受多大的阻力。

3. 第三阶段骨折愈合期(6~8 周)——治疗重在肌力及功能恢复

其目标:恢复肌力以便重返功能性活动及工作;必要时继续完成第二阶段的目标。

(1)示复查的 X 线片而定,若是能承受一定的抵抗力,应开始被动活动,以达到最大的可能活动范围,比如祈求式伸展、手背对手背掌屈等。

(2)肌力练习,这个是治疗的重中之重,贯穿于整个治疗过程,不然动力装置不

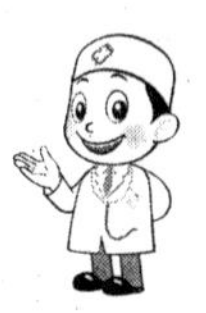

够,这是治疗后关节活动度反弹的一大因素。等长的动力性抓、捏练习,如橡皮泥、小弹力球等;腕关节及前臂渐进性抗阻训练,如逐渐从抗重力训练过渡到抗阻训练;工作的适应性练习。

(3)一般在治疗后均会有活动的反弹,或是因骨折后的常见并发症僵硬致腕关节活动范围受限不理想时,我们也可以低负荷、长时间的牵伸(最常用,患者最易接受的JAS支具)。

(4)康复宣教,指导独立性地进行一些家庭训练计划方案。

六、股骨颈骨折

(一)诊查要点

病史:多由间接暴力所致,多见于老年人,可将骨折分为外展型、内收型,青壮年、儿童如遇强大的暴力,亦可发生此种骨折。

临床表现:伤髋疼痛,功能障碍。有移位骨折,患肢呈外旋、缩短畸形,髋、膝关节轻度屈曲,腹股沟中点附近有压痛和纵轴叩击痛,跟掌试验阳性。临床上要注意与髋关节脱位相鉴别。

髋关节正侧位X线片可显示骨折类型和移位方向。若受伤后,临床症状可疑,初次X线照片虽未发现明显骨折线,仍应摄健侧照片对比,或两周后再照片检查,亦可作CT扫描检查。

(二)鉴别诊断

髋部组织扭伤:无移位或不完全骨折时,仅觉得局部疼痛和压痛,须注意与髋部组织扭伤鉴别,做X线片或CT扫描检查以鉴别。

髋关节脱位:前者髋、膝关节轻度屈曲,患肢呈外旋、缩短畸形。后者下肢呈内收、内旋,不能呈外旋,X线片可确诊。

(三)治疗方法

整复与固定:手法整复,夹板固定,需配合牵引治疗。

中药辨证施治:按骨折三期分治方法治疗。儿童可免。

(四)术后康复

股骨骨折现已恢复,骨头现已长好。若对位对线尚可,骨痂较多,一定要逐渐增加运动量,不然股4头肌萎缩、膝关节粘连,骨折愈合后膝关节功用差。加强股4头肌等长缩短练习,在夹板固定下,逐渐屈伸膝关节,阻挡负重,协作理疗,可予中药活血消

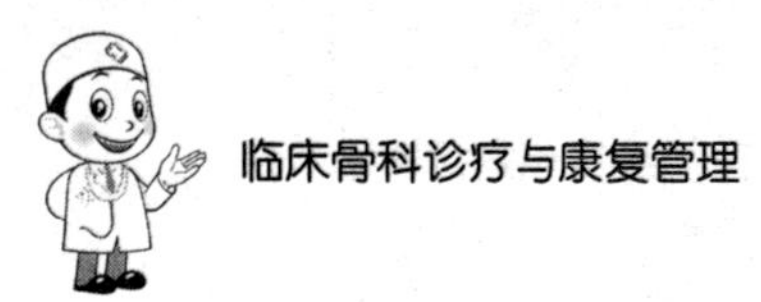

肿、续筋接骨。

恢复后觉得走路时腿软,有正常的一面也有缺少的方面。正常的是长期不活动,在所难免;缺少的是在股骨骨折作用疏忽了必要的活动和练习,就会加快肌肉萎缩和关节板滞的进程,也就无形中增加了往后康复的难度。

骨折术后 4 周往后,这个时期练习的要害在于对骨折固定可靠性及骨折愈合程度的差异,因为这个时期的恢复练习的力度要恰当加大。通常单纯骨折,闭合性骨折固定的可靠性比较好,损坏性骨折,翻开性骨折要相对慎重。最佳不要因功用练习而影响骨折愈合,因为术后前 3 个月是骨折愈合的要害时期。下肢骨折的总的恢复原则是早活动,晚负重,因而应坚持对骨折部位进行恰当维护的前提下进行膝关节恢复练习,不行进行暴力练习。

常用的办法有:

(1)自身重量法:如膝关节屈的功用完全阻遏,可利用小腿的重量屈膝关节,每日 3~4 次,每次 30~40 次,屈的角度逐日增大。待此动作完成后,可初步进行膝关节床边悬垂屈伸练习,重复进行,重复 20~30 次。

(2)不负重练习法:坐于床上,做最大程度的膝关节屈伸活动,必要时双手加以辅佐,每日 4~5 次,每次 20~30 次。

(3)负重练习法:为使膝关节抵达最大运动计划,可做蹲、起运动。可扶椅子或床头。每日 2~3 次,每次 20~30 次,角度逐渐增大,一同可以增强下肢肌力,加强膝关节的稳定性。

(4)其他:在进行膝关节功用练习时可以辅佐理疗、磁疗及热敷等,有利于膝关节的功用恢复。

七、股骨干骨折

(一)诊查要点

病史:多由强大的间接暴力和直接暴力所致,多见于儿童及青壮年,早期可合并创伤性休克,严重挤压伤、粉碎骨折或多发骨折;还可并发脂肪栓塞。

临床表现:伤后局部肿胀、疼痛、压痛、功能丧失,出现缩短、成角和旋转畸形,可扪及骨擦音、异常活动。

股骨 X 线片可显示骨折类型和移位方向,注意放射线检查应包括髋、膝关节。

(二)治疗方法

整复与固定:手法整复,夹板固定,需配合牵引治疗。

中药辨证施治:按骨折三期分治方法治疗。

(三)术后康复

1.康复评定

(1)评定内容:肢体长度及周径测量股骨干骨折后,肢体的长度和周径可能发生变化,测量肢体长度和周径是必要的。

① 肢体长度的测量;下肢长度有真性长度和假性长度之分,假性长度指从脐到内踝间的距离。假性长度的测量方法在临床上并不常用,而常常使用的方法是下肢真性长度的测量。下肢真性长度的测量方法是用皮尺测量髂前上棘通过髌骨中点至内踝(最高点)的距离。测量时可以测量整个下肢长度,也可分段测量大腿长度和小腿长度。大腿长度是指测量从髂前上棘至膝关节内侧间隙的距离。而小腿长度是指测量从膝关节内侧间隙至内踝的距离。

② 肢体周径的测量进行肢体周径测量时,必须选择两侧肢体相对应的部位进行测量。为了解肌肉萎缩的情况,以测量肌腹部位为佳。测量时用皮尺环绕肢体已确定的部位一周,记取肢体周径的长度。患肢与健肢同时测量进行对比,并记录测量的日期,以作康复治疗前后疗效的对照。下肢测量常用的部位是测量大腿周径时取髌骨上方10cm处,测量小腿周径时,取髌骨下方10cm处。

肌力评定骨折后,由于肢体运动减少,常发生肌肉萎缩,肌力下降。肌力检查是判定肌肉功能状态的重要指标,常用徒手肌力评定(MMT法),主要检查髋周肌群、股四头肌、腘绳肌、胫前肌、小腿三头肌肌力。也可采用等速肌力测试。

关节活动度评定检查患者关节活动范围是康复评定主要内容之一,检查方法常用量角器法,测量髋、膝、踝关节各方向的主、被动关节活动度。

步态分析股骨干骨折后,极易影响下肢步行功能,应对患者施行步态分析检查。步态分析的方法有临床分析和实验室分析。临床分析多用观察法、测量法等;实验室分析包括运动学分析和动力学分析。

下肢功能评定重点是评估步行、负重等功能。可用Hoffer步行能力分级、Holden的功能步行分类。

神经功能评定常检查的项目有感觉功能检查、反射检查、肌张力评定。

疼痛评定通常用VAS法评定疼痛的程度。

平衡功能评定常用的量表主要有Berg平衡量表,Tinnetti量表,以及“站起-走”计时测试。

日常生活活动能力评定常用改良Barthel指数和功能独立性评定。

骨折愈合情况包括骨折对位对线、骨痂生长情况，有无愈合延迟或不愈合或畸形愈合。主要通过 X 线检查完成，必要时 CT 检查。

(2)注意事项：评定须在详细了解病史，全面检查患者的基础上进行，切忌只顾局部，不看整体，或单凭 X 线片做出草率诊断或评估。评定要在治疗前、中、后分别进行。并需粗略了解患者手术情况。随着康复的进程，康复评定的内容有所侧重和调整。

2. 康复治疗

(1)股骨干骨折的康复：外伤炎症期康复治疗此期约在外伤后 3 周之内。此期康复治疗的主要作用是：改善患肢血液循环，促进患肢血肿、炎性渗出物的吸收，以防止粘连；维持一定的肌肉收缩运动，防止失用性肌萎缩；通过肌肉收缩增加骨折断端的轴向生理压力，促进骨折愈合；利用关节运动牵伸关节囊及韧带等软组织，防止发生关节挛缩；改善患者身心状态，积极训练，防止并发症的发生。

① 运动疗法：在麻醉清醒后立即指导患者进行患肢的足趾及踝关节主动屈伸活动，以及髌骨的被动活动(尤其是髌骨的上下活动非常重要)，以促进肢体的肿胀消退、骨折断端紧密接触，并可预防关节挛缩畸形。该活动训练至少每日 3 次，每次时间从 5～10min 开始，逐渐增加活动量。同时还可以在骨折部位近心侧进行按摩，使用向心性手法，以促进血液回流，水肿消退，并可防止肌肉失用性萎缩和关节挛缩，每日 1～2 次，每次 15 分钟左右。

术后次日开始行患肢肌肉的等长收缩练习，主要是股四头肌。进行患肢肌肉“绷紧—放松”的练习，训练量亦从每日 3 次，每次 5～10min 开始，根据患者的恢复情况逐渐增加运动量，每次训练量以不引起肌肉过劳为度为宜，即练习完后稍感肌肉酸痛，但休息后次日疼痛消失，不觉劳累。

膝关节活动度的练习：施行手术治疗的患者，股四头肌等长收缩练习 3～5 天后可以逐渐过渡到小范围的主动伸屈膝练习，1～2 次/天。内固定后无外固定者可在膝下垫枕，逐渐加高，以增加膝关节的活动范围。逐渐增大活动范围，争取术后早期使膝关节活动范围超过 90°或屈伸范围接近正常。有学者认为，术后即可开始进行每天 1 次(且仅需 1 次)的膝关节全范围的活动。非手术治疗的患者去除外固定后开始膝关节活动度的练习。

CPM 治疗：手术治疗的患者术后麻醉未清醒的状态下即可开始使用 CPM 训练，最迟于术后 48 小时开始。将患肢固定在 CPM 机上被动屈伸，首次膝关节活动度在患者无痛的范围内进行，以后可根据患者耐受程度每日增加 5～10°；1 周内增加至 90°，4

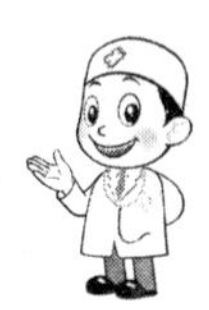

周后≥120°。每天的训练时间不少于2小时,根据患者的耐受情况,甚至可以全天24小时不间断地进行。

对健肢和躯干应尽可能维持其正常活动,尤其是年老体弱者,应每日做床上保健操,以改善全身状况,以防止制动综合征。在患肢的炎症水肿基本消除后,如无其他限制情况,患者可扶双拐下地,进行患肢不负重行走练习。

② 物理因子治疗:温热疗法:在患肢伤口无明显渗出后即可开始温热治疗,包括传导热疗(如蜡疗)和辐射热疗(如红外线、光浴)等均可应用。无石膏外固定时可在局部直接进行治疗,如有石膏外固定时则应在石膏上开窗或在外固定的两端进行治疗,亦可在健肢相应部位治疗,通过反射作用,改善患肢血液循环,促进吸收,加速愈合。治疗每日1~2次,每次30分钟,10次为一疗程。

超短波疗法和低频磁场疗法:超短波疗法和低频磁场可通过加强骨再生代谢过程,促使成纤维细胞和成骨细胞的分裂增殖,从而加速骨愈合过程。深部骨折适用超短波治疗,电极在骨折断端对置,微~温热量,每次10~15分钟,每日1~2次,10次为1疗程。此法可在石膏外进行,但有金属内固定物时禁用。目前也有观点认为:临床上常用的钛合金内固定材料吸热及导热性能均差,在钛合金内固定部位应用超短波治疗不会对深部组织产生损害,但此观点尚有待证实。对浅部骨折如手足骨折,适合用低频磁场疗法,可局部应用,剂量0.02~0.03T,每次15~20分钟,每日1次。

直流电钙、磷离子导入疗法:断端相应部位石膏局部开窗,两电极对置,电量适中,治疗20分钟,每日1次,10次1疗程。此法有助于骨痂形成,尤其对骨痂形成不良,愈合慢的病人适用。

超声波疗法:患肢伤口拆线后,可在骨折局部应用,接触固定法,剂量小于1.0W/cm^2,接触移动法,剂量1.0~1.5W/cm^2,每次治疗5~10分钟,10次一个疗程。此疗法消肿作用明显,并可促进骨痂生长。

骨痂形成期康复治疗一般骨折的骨痂形成期约在伤后3~10周,但由于股骨干的密质很密,骨折后愈合时间相对较长,故此期的时间要相对较晚,其间的病理变化主要是骨痂形成,化骨过程活跃。临床上疼痛和肿胀多已消失,但易发生肌肉萎缩,组织粘连以及膝关节僵硬。此期康复治疗的主要作用是促进骨痂形成、恢复关节活动范围、增加肌肉收缩力量、提高肢体活动能力。

① 运动疗法;基本同外伤炎症期。但此期骨折端已形成纤维骨痂,骨折已相对稳定,不易发生错位,故可以适当加大运动量,增加运动时间。因骨折固定肢体时间较长,易发生关节挛缩,此期重点应为恢复ROM训练。运动疗法训练每日上下午各1

次，每次时间20~30分钟。另外，此期应开始增加患肢肌力的训练，可以在医务人员的保护下开始直腿抬高练习，也可以在膝下放一个橡皮球，伸膝同时将膝关节用力向下压以锻炼股四头肌的肌力。注意此期进行肌力训练时不可在股骨远端施加压力，以免骨折处应力过高，发生再次断裂。

② 物理因子疗法；基本同外伤炎症期，此期重点在于防治瘢痕形成及组织粘连，尤其防治踝关节挛缩，除前述方法外尚可配合水疗及应用矫形器。

③ 作业疗法；此期可进行适当的ADL训练，提高患者的生活能力和肢体运动功能，以训练站立和肢体负重为主。开始时进行患肢不着地的双拐单足站立和平行杆中健肢站立练习；X线片上显示有明显骨痂形成时可扶双拐下地行走，患肢从负重1/4开始，逐渐过渡到1/2负重、3/4负重、全负重，即从足尖着地开始，逐渐过渡到前足着地，再渐过渡到大部分足着地至全足着地，扶双腋拐步行。

骨痂成熟期康复治疗此期约延续2年，其病理变化是骨痂经改造已逐渐成熟为板状骨。临床上骨折端已较稳定一般已去除外固定物，此期康复治疗重点在于骨折后并发症的处理，如防治瘢痕、组织粘连等，并最大限度地恢复关节活动范围和肌肉收缩力量，提高患者日常生活活动能力和工作能力。

① 运动疗法：重点是增加关节活动度训练，同时注意进行肌力训练和患侧膝关节本体感觉的训练。以主动运动为主，并根据需要可辅以被动运动和抗阻运动。

主动运动：患侧的髋、膝、踝关节进行各方向的主动活动，尽量牵伸挛缩、粘连的组织，注意髋关节的外展内收和踝关节的背伸跖屈活动。此时可以开始进行下蹲练习，利用自身的体重作为向下的压力，既可帮助增加膝关节的ROM，又练习了肌力。运动幅度应逐渐增大，以不引起明显疼痛为度，每一动作可重复多遍，每日练习数次。

关节牵引：若膝关节比较僵硬，关节松动手法不能收到满意的效果时可进行关节功能牵引治疗。操作时固定膝关节近端，通过牵引装置施加适当力量的牵引，一般采用俯卧位，在患侧踝关节处加牵引力。牵引重量以引起患者可耐受的酸痛感觉，又不产生肌肉痉挛为宜，通常5~15kg，每次5~15分钟，每日1~2次。在热疗后进行或牵引同时给予热疗效果更好。

恢复肌力训练：此期因骨折端已比较稳定，可以加大肌力训练的强度。恢复肌力的有效方法就是逐步增强肌肉的工作量，引起肌肉的适度疲劳。以主动运动为主。肌力达4级时进行抗阻运动，如利用股四头肌训练椅进行肌力练习、下蹲练习等，以促进肌力最大限度的恢复。

② 物理因子疗法；其方法有：局部紫外线照射：促进钙质沉着与镇痛；蜡疗、红外

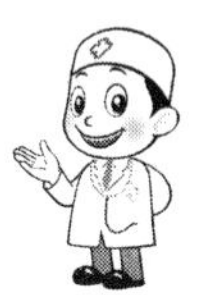

线、短波、湿热敷等疗法:促进血液循环,改善关节活动功能;直流电碘离子导入、超声波、音频电流等:软化瘢痕、松解粘连;如合并周围神经损伤时,可应用直流电碘离子导入、低中频电疗等疗法。

③ 作业疗法:此期可以进行斜板站立练习、跨越障碍物练习、上下斜坡及上下楼梯等练习,以提高患者生活自理能力,尽早回归家庭和参与社会生活。

(2)股骨干骨折合并髋关节骨折脱位的康复:股骨干骨折合并髋关节骨折脱位后其康复治疗程序基本上同单纯的髋关节骨折脱位,只是因为同时合并有股骨干骨折,要注意以下几个方面的问题:

在股骨干骨折没有出现比较稳定的骨痂前,非手术治疗者,禁止做直腿抬高的练习;在坚强内固定术后,则可考虑做直腿抬高练习。如骨折愈合较慢,应使髓内钉动力化,并适当负重。

由于股骨干骨折愈合的时间相对较长,患肢负重的时间要适当推迟。

术后早期开始患肢的股四头肌等长收缩练习,以及患侧膝关节 ROM 训练,以防止发生膝关节功能障碍。

八、髌骨骨折

(一)诊查要点

病史:多由间接暴力和直接暴力所致,多见于成年人,儿童罕见。

临床表现:伤后膝部肿胀、疼痛、膝关节不能自主伸直,常有皮下瘀斑以及膝部皮肤擦伤,骨折有分离移位时,可以摸至凹陷呈沟状的骨折断端,可有骨擦音或异常活动。

髌骨 X 线片可显示骨折类型和移位方向。

(二)治疗方法

整复与固定:手法整复,夹板固定。

中药辨证施治:按骨折三期分治方法治疗。

(三)术后康复

1. 术后 1~7 天

①常规术后患肢抬高、持续冷疗、TENS 镇痛、踝泵、股四头肌力量训练、等长收缩(轻柔)。

②直腿抬高(内固定牢固)。

③早期关节活动度训练。

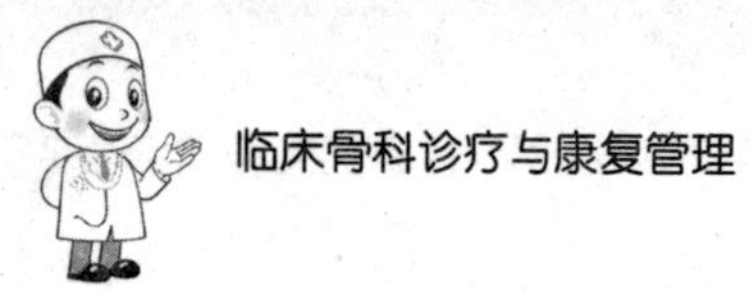

④根据术中情况决定安全角度(术中记录屈膝到多少度骨折断端依然稳定-如90°)。

⑤主动屈膝被动伸膝。

⑥借住扶拐或助行器,直腿支具保护下(3~4周)可耐受的负重行走。

2. 2~6周髌骨滑动— 轻柔 、NMES 肌肉再教育

3. 5~6周可开始无阻力的功率自行车,座位抬高

4. 6周后 X-Ray 验证骨折愈合情况

①闭链训练:微蹲、台阶(台阶高度,约10cm)、PT 凳滑行。

②腘绳肌力量训练——负重屈小腿。

③增加功率自行车训练量。

九、胫腓骨干骨折

(一)诊查要点

病史:直接暴力和间接暴力均可造成胫腓骨干骨折,以儿童及青壮年多见,儿童骨折多为青枝骨折或无移位的骨折。

临床表现:伤后患肢肿胀、疼痛和功能丧失,可有骨擦音和异常活动。有移位骨折者,可有肢体缩短、成角及足外旋畸形。小儿青枝骨折或裂纹骨折,临床症状可能很轻,但患儿拒绝站立或行走,局部有轻微肿胀及压痛。损伤严重者,应检查有无小腿筋膜间隔区综合征的表现。严重挤压伤、开放性骨折应注意早期创伤性休克的可能。胫骨上1/3骨折者,检查时应注意腘动脉的损伤。腓骨上端骨折时应注意腓总神经的损伤。

小腿正侧位X线照片可以明确骨折类型、部位及移位方向。因胫骨和腓骨骨折处可以不在同一平面(尤其是间接暴力引起的骨折),故X线照片应包括胫腓骨全长。

(二)治疗方法

整复与固定:手法整复,夹板固定,需配合牵引治疗。

中药辨证施治:按骨折三期分治方法治疗。

(三)术后康复

除胫骨下段横形骨折常见迟延愈合者外,一般的胫腓骨折,均可在4~8周内获得愈合。只要纠正了胫骨的重叠移位,保持良好的力线不使成角或旋转,一般预后均良好。胫骨轻度侧方移位,腓骨错位愈合,均不影响功能。在固定过程中,需积极练功,防止足下垂。

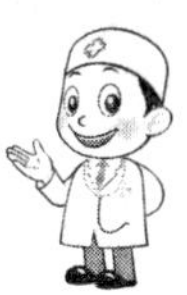

十、踝部骨折

(一)诊查要点

病史:踝部损伤原因很杂,类型很多。韧带损伤、骨折、脱位可单独或同时发生,根据受伤的姿势可有内翻、外翻、外旋、纵向挤压、跖屈和背伸等多种暴力,其中以内翻暴力最多见,外翻暴力次之。

根据骨折脱位的程度,损伤又可分为三度:单踝骨折为一度;双踝骨折、脱位为二度;临床表现:伤后局部瘀肿、疼痛和压痛、功能障碍,可闻及骨擦音。外翻骨折多呈外翻畸形,内翻骨折多呈内翻畸形,距骨脱位时,则畸形更加明显。

踝关节X线正侧位照片可显示骨折脱位程度和损伤类型。

(二)治疗方法

整复与固定:手法整复,夹板或“U”石膏托固定。

中药辨证施治:按骨折三期分治方法治疗。

(三)术后康复

踝关节骨折术后,如果仅是简单的骨折类型,如单纯外踝或内踝骨折,且内固定稳定坚强,可以不用石膏固定,早期开始主动功能锻炼。如果是双踝或者三踝骨折,骨折较为粉碎,内固定坚强程度不够,建议石膏外固定3~6周,具体时间应按照骨科医生要求确定。石膏固定有利于软组织修复与愈合,肿胀的消退,减少疼痛,但石膏固定的时间越长,出现踝关节僵硬,肌肉萎缩等问题的概率就越大。拆除石膏后应尽快开始关节活动度及肌力的训练。石膏固定期间,可能出现石膏的松动、肢体的颜色改变、肢体的麻木及疼痛、皮肤的压迫,都需要及时复查进行处理。特别是糖尿病患者,可能存在以上感觉的缺失和迟钝,应经常自我进行检查。石膏固定期间,足趾应露出,以便及时观察肢端血运、感觉及运动情况。术后仍然存在下肢深静脉血栓的风险,特别是肥胖、静脉曲张、长时间卧床的患者,最好在术后复查一次彩色超声和D-二聚体的检查。

1. 康复训练(保护期,术后1~3周)

内固定稳定,术后去除外固定后,就可以早期开始踝关节主动活动。踝泵运动:主要目的为加强踝关节跖屈及背伸活动度,除此之外,踝关节的主动活动有利于消退肢体远端的肿胀。但对于踝关节骨折术后的踝泵运动,活动的次数不应过多,建议每天进行3次,每次15~20个即可。

踝关节内外翻活动:即足面朝内及朝外方向的活动,主要目的是进行胫距关节及距下关节的活动度训练。该活动可改善距下关节活动度,避免该关节僵硬而导致的不平地面行不稳现象。建议每天进行 3 次,每次 15~20 个即可。

踝关节环转运动:用脚趾进行划圈、写"米"字或写字母(如 ABC 等)活动。做运动时以足大踇趾为导向。该活动为踝关节复合运动,早期进行可避免胫距关节及距下关节僵硬。

髋部近端力量训练:通过卧位下的下肢各个方向的上抬训练,可以有效地加强下肢近端力量训练,有利于患者转移能力及下地时的肢体控制。训练时患者可在避开踝关节的位置加上沙袋或者弹力带,进行早期抗阻训练。每天可进行 3~5 组练习,每个练习 15~20 个动作。

早期活动以踝关节关节活动度训练为主,患者进行以上训练时需注意活动的程度,一般以出现轻微疼痛为限,在该位置点上维持数秒,每个动作都要缓慢进行,循序渐进。训练后若出现明显的次日不可缓解的肿胀、疼痛时,需要减少甚至停止训练,必要时定期复查 X 线了解骨折的情况是非常必要的。训练前可以进行热敷,训练后可以进行局部的冰敷。

2. 康复训练(术后 3~6 周)

继续踝关节关节活动范围训练,循序渐进,注意加强踝背伸的训练,避免踝关节僵直在跖屈位。在进行被动踝背伸练习时,以感觉到跟腱及小腿肌群被牵伸到为宜,每次牵伸维持 30 秒,每天三次。

开始抗阻下的力量训练,建议用弹力带进行训练,循序渐进。每天建议每组训练 20~30 个,每天三组练习,随着踝部力量增长增加抗阻的强度和次数,如果出现次日无法缓解的疼痛和肿胀,减少或者暂停训练,必要时复查 X 线。

足趾夹布训练,主要目的为训练足趾关节的关节活动范围和足底肌群的力量。需要注意的是,步行中并非只有踝关节存在活动,足趾关节的活动在步行及其他日常活动中起着重要作用,踝关节康复中不能忽视足趾的主动活动训练。

拄拐下步行转移训练,包括去厕所、轮椅和床的转移。最开始需要拄双拐进行活动,并逐渐控制自己的活动范围,不要在能力未达到之前随意增加行走的距离和范围。逐渐开始尝试健侧单腿负重站立,训练的目标是为了加强健侧下肢的负重能力。需要注意的是训练时保持平衡避免摔倒,训练过程中也要避免患足的负重。早期可选用双拐辅助下进行(或者扶墙或栏杆),可从 1~2 分钟开始,一天内 3~5 次,逐渐延长时间,循序渐进。

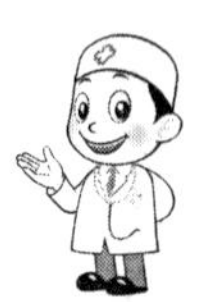

3. 康复训练(术后 6 周~3 月)

6 周时于创伤骨科门诊复查,决定是否可以开始部分负重。拄拐下行走,转移,并逐渐扩大活动的范围和持续的时间,过渡到完全负重。可按照下图进行不同方向的踏步训练。

加强踝关节的力量训练和关节活动度训练。

逐渐开始部分负重位下的踝关节训练,包括踝关节的本体感觉训练,根据情况循序渐进. 可借助栏杆或椅子进行,循序渐进,根据骨折愈合的情况决定患肢负重的程度,若不能完全承重,患者可在悬吊、减重、他人扶助等状态下接受专业人员训练。根据自身情况选择睁眼、闭眼、软硬程度不同的地面,也可以是垫子或折叠好的浴巾进行训练,逐渐增加难度和时间。仍然要注意负重程度和时间,避免次日不可消退的肿胀和疼痛,循序渐进。

4. 康复训练(术后 3~6 月)

创伤骨科门诊复查,了解骨折的愈合情况,是否可以完全弃拐。根据行走的稳定度,从双拐逐渐向单拐、手杖过渡,直至弃拐。逐渐提高行走的速度,一般不建议 3 月后开始体育活动,术后 6 月后开始为宜。增加负重及单腿负重下的锻炼,单腿站立及跨步训练。

继续加强肌力及踝关节本体感觉训练。

适应不同的行走环境,如社区、马路、超市或山地。

开始适应工作环境,逐渐恢复工作,逐渐了解环境中存在的障碍,避免二次伤害,根据自身情况逐渐增加工作时间及强度。

十一、肋骨骨折

(一)诊查要点

病史:直接或间接暴力均可引起骨折。伤及胸膜和肺组织时,可出现气胸、血胸等并发症。

骨折可发生在一根或数根肋骨。在一根肋骨上只有一处被折断,称单处骨折;两处被折断者,称双处骨折。多根双处骨折时,可造成反常呼吸。

临床表现:胸廓疼痛、局部压痛、骨擦音,胸廓挤压试验阳性,多根骨折移位时,胸廓局部失去支撑而出现反常呼吸,出现呼吸困难、发绀等。

X 线摄片或 CT 检查可以了解骨折的情况。

（二）治疗方法

整复与固定：手法整复，胸带固定。

中药辨证施治：按骨折三期分治方法治疗。

发生血、气胸时，及时请相关科室诊治。

（三）术后康复

①保持心情舒畅。②按时服用促骨折愈合药物。③复期下床活动尽量不做弯腰动作，骨折愈合后活动可逐渐加大。④加强营养，强调均衡营养的重要性。⑤要劳逸结合，逐渐参加体育锻炼以增强体质。

十二、胸腰段骨折

（一）诊查要点

病史：多由间接暴力所致。骨折在发生在胸腰椎结合部（T12～L1）锥体。以屈曲型、过伸型多见。

临床表现：疼痛及功能障碍。腹壁肌肉紧张，损伤严重者可伴有下肢放射痛。应进行详细的神经系统检查，以排除是否伴有脊髓损伤。

X线摄片、CT或MRI检查可以了解骨折及脊髓受压、损伤情况。

（二）治疗方法

整复与固定：整复可用垫枕复位法，脊椎骨折支架固定。

中药辨证施治：按骨折三期分治方法治疗。

第二节　脱位概述

凡构成关节各骨的关节面失去正常的对应关系，丧失正常活动功能者称为脱位。

脱位可由外因和内因引起。外因包括直接或间接暴力，其中以跌仆、冲撞、坠堕、扭转等间接暴力较多见。内因则包括年龄、性别、职业、体质及关节的解剖特点等因素。另外某些关节由于解剖特点的因素而易发生脱位，甚至习惯性脱位。

按脱位时间和发生次数可分为急性、陈旧性（如脱位3周以上而未复位者）和习惯性脱位（一个关节多次脱位）等。按远侧骨端的移位方向可分为前脱位、后脱位、上脱位、下脱位、侧方及中心性脱位。四肢与下颌关节脱位以远端骨端移位方向为准，脊

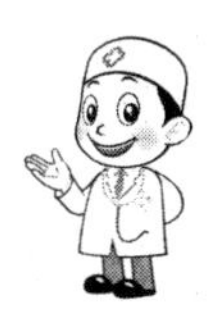

柱脱位则以上端椎体移位方向为准。

关节脱位的发生，早期全身可合并多发伤、内脏伤和休克等并发症，局部则可合并骨折和神经血管损伤，应详细检查，及时发现和处理。晚期可发生骨化性肌炎，骨缺血坏死和创伤性关节炎等，应注意预防。

伤后应尽早手法解剖复位并适当固定，药物治疗一般可按早、中、晚三期辨证施治。

初期（伤后1~2周）应活血化瘀，内服可选用活血止痛汤、舒筋活血汤、云南白药等，外敷双柏散、消肿止痛膏等。中期（伤后2~3周）瘀肿处于消退期，关节囊及其周围肌肉、韧带尚未完全恢复，故应和营生新、舒筋活络，内服跌打养营汤、壮筋养血汤等，外用接骨续筋膏、舒筋活络药膏等。后期（伤后3周）应养气血、补肝肾、壮筋骨，内服可选用补肾壮筋汤、壮筋养血汤、虎潜丸等，外治以熏洗为主，可选用上肢损伤洗方、下肢损伤洗方、五加皮汤等。

一、颞颌关节脱位

（一）诊查要点

病史：过度张口，下颌关节突可经前壁向前滑脱到颞颌关节窝的前方而脱位；暴力打击下颌关节的一侧侧方，发生一侧或双侧的下颌关节脱位；年老或久病体弱，或头颈部癌症放疗后肌肉萎缩，韧带松弛，容易发生脱位。

颞颌关节脱位以前脱位多见，后脱位极为罕见。分为双侧脱位、单侧脱位。

临床表现：口半开、不能主动闭口、流涎、言语不清等。

（二）治疗方法

病员低位端坐头靠椅背或墙壁，下颌牙的咬合面应低于术者两臂下垂时的肘关节，术者站于前方双手拇指（可包以纱布）向后分别放在两侧下颌磨牙的咬合面上，其余手指握住下颌体部。复位时嘱患者放松肌肉，术者两拇指逐渐用力将下颌骨体后端向下加压，余指将颏部稍向上抬。当髁突下降至低于关节结节平面时顺势将下颌骨向后推动，髁突即可滑回关节凹面复位。复位后立即用头颌绷带固定限制张口活动两周左右。复位前应注意消除患者的紧张情绪，有时可按摩颞肌及咬肌或用2%利多卡因作颞下三叉神经或关节周围封闭以助复位。陈旧性脱位必要时需在全麻下复位，甚至手术切开复位。

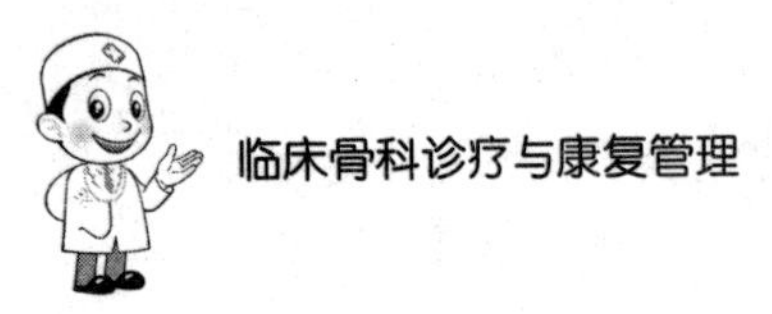

二、肩关节脱位

(一)诊查要点

病史:多为间接暴力所致,可分为前脱位和后脱位,前脱位还分为喙突下、盂下、锁骨下及胸腔内脱位(极罕见)。后脱位极少见。

临床表现:肩部疼痛、肿胀、功能障碍。前脱位患者头部常倾向伤侧,常用健手扶托患肢前臂。患肩呈典型的“方肩”畸形,搭肩试验(又称 Dugas 氏征)阳性。

X 线检查可明确诊断肱骨头移位的方向与位置,确定脱位的类型,并可判断有无并发骨折。肩关节后脱位应加摄腋窝 X 线片可协助诊断。

(二)鉴别诊断

见肱骨外科颈骨折。

(三)治疗方法

整复与固定:手法整复,常用的方法有拔伸足蹬法、牵引推拿法、拔伸拖入法等。用胸壁绷带固定约 2~3 周。

中药辨证施治:见脱位概述。

三、肘关节脱位

(一)诊查要点

病史:多为间接暴力所致,可分为前脱位,后脱位两种,后脱位最为常见,前脱位较为少见。多发生于青少年,成人,儿童时有发生。

临床表现:肘关节肿胀、疼痛、压痛。后脱位肘关节呈靴样畸形,尺骨鹰嘴向后突出,肘后关系失常,鹰嘴上方凹陷或有空虚感。肘窝可能触及扁圆形光滑的肱骨下端,肘关节后外侧可触及脱出的桡骨小头。肘关节呈屈曲位弹性固定,肘关节功能障碍。前脱位肘后部空虚,肘后三点关系失常,前臂较健侧变长,肘前可触及尺骨鹰嘴,前臂有不同程度的旋前或旋后。

X 线检查可明确诊断肱骨下端移位的方向与位置,确定脱位的类型,并可判断有无并发骨折。

(二)鉴别诊断

见肱骨髁上骨折。

(三)治疗方法

整复与固定:后脱位者,助手用双手握患肢上臂,术者用一手握住患肢腕部,另一手握持肘关节，在对抗牵引的同时，握持肘关节前方的拇指，扣住肱骨下端，向后上方用力推按，置于肘后鹰嘴部位的其余手指，向前下方用力端托，在持续加大牵引力量后，当听到或触诊到关节复位弹响感觉时，使肘关节逐渐屈曲 90°～135°，复位即告成功。然后用三角巾悬吊前臂或长臂石膏托在功能位制动 2～3 周。前脱位者，术者一手握住肘部，另一手握住腕部，稍加牵引，保持患肢前臂旋内同时在前臂上段向后加压，听到复位的响声，即为复位。将肘关节屈曲 135°用小夹板或石膏固定 3 周。

中药辨证施治：见脱位概述。

四、小儿桡骨头半脱位

(一)诊查要点

病史：为间接暴力所致，多见于 1～4 岁的儿童。

临床表现：患儿有牵拉伤，患肘不能活动，受伤时肘部有“弹响”。检查见前臂常处于旋前位，肘关节呈半屈曲位，桡骨头部位可有压痛。

X 线检查无异常表现。

(二)鉴别诊断

桡骨小头骨折：疼痛和压痛均局限在肘部外侧或前侧，X 线检查提示桡骨小头骨折。

(三)治疗方法

整复与固定：一般均以手法复位。一手握住患儿前臂及腕部并轻轻屈肘，另一手握住其肱骨下端及肘关节，拇指压住桡骨头，将前臂快速旋转至完全旋后位。当桡骨头复位时可感觉甚至听到弹响，此时疼痛立即消失。复位后，悬吊屈肘功能位 1 周即可。

中药辨证施治：无须药物治疗。

五、髋关节脱位

(一)诊查要点

病史：在特定体位受到强大的间接暴力所致，可发生后脱位、前脱位或中心性脱位，以后脱位多见，前脱位较为少见。多发生于青壮年。常合并神经、血管损伤，损伤严重者可发生创伤性休克。

临床表现：髋部肿胀、疼痛、功能障碍。患髋弹性固定，后脱位者，患肢下肢呈屈曲、内收、内旋和短缩畸形，患侧臀部和股骨大粗隆部异常突出，在髂前上棘与坐骨结节连线后上方可触及股骨头。患肢膝关节轻度屈曲并置于健膝上部,被动外展、外旋患侧下肢时呈弹性固定(即粘膝征阳性)。前脱位者,患肢呈轻度屈曲、外展、外旋畸形,并较健肢长,在腹股沟处可触及股骨头。

X线摄片可以确诊。

(二)鉴别诊断

见股骨颈骨折。

(三)治疗方法

整复与固定:常用屈髋拔伸法、回旋法、反回旋法等方法整复,复位后,一般可采用下肢皮肤牵拉制动。后脱位应维持患髋及下肢在轻度外展、伸直、中立位3~4周。合并髋臼骨折者,在复位后骨折片也随之复位者,固定时间应延长至6~8周。前脱位则维持患髋及下肢在内收、内旋、伸直位,可穿丁字鞋避免患肢外展。髋关节中心性脱位的持续牵引时间为6~8周。

中药辨证施治:见脱位概述。

六、失枕

(一)诊查要点

病史:多由于睡眠时发生静力损伤或颈背部遭受风寒侵袭所致。以成年人多见,好发于冬春两季。

临床表现:晨起突感颈部疼痛不适,回看须将整个躯干向后转动,局部压痛及触及条索状硬结。本病为自限性疾病。

X线摄片无异常表现。

(二)鉴别诊断

与神经根型颈椎病相鉴别。

(三)治疗方法

外治法:可采用理筋手法、针灸治疗。

内治法:治宜疏风祛寒、宣痹通络。可用葛根汤、桂枝汤。

七、颈椎病

(一)诊查要点

病史:多由于多因慢性劳损引起颈椎失稳所致。可分神经根型、脊髓型、椎动脉型和交感神经型四种基本类型。多见于40岁以上中壮年患者。其中以神经根型颈椎病多见。

临床表现:神经根型颈椎病表现为颈部单侧局限性疼痛,颈根部呈电击样向肩、臂、前臂乃至手指放射,颈椎横突尖前侧有放射性压痛,压顶试验及臂丛牵拉试验阳性。椎动脉型颈椎病多为单侧颈枕部或枕顶部发作性头痛,视力减弱、耳鸣、听力下降、眩晕,可见猝倒发作。而交感神经型颈椎病症见颈肩部酸困疼痛,上肢发凉发绀,心前区持续性压迫痛或钻痛。脊髓型颈椎病则呈现缓慢进行性双下肢麻木、发冷、疼痛和走路如踏棉感等,体检双侧脊髓传导束的感觉与运动障碍。

X线片、CT或MRI检查可进一步明确诊断。

(二)鉴别诊断

(三)治疗方法

外治法:可采用理筋手法、针灸、枕颌牵引法等治疗。

内治法:治宜补肝肾、祛风寒、活络止痛为主,可内服补肾壮筋汤或补肾壮筋丸、骨刺丸等;急性发作,颈臂痛较重者,治宜活血舒筋,可内服舒筋汤;麻木明显者,可内服全蝎粉,早晚各服1.5克,开水调服。

八、肩关节周围炎

(一)诊查要点

病史:多因长期劳损、外伤,或感于风寒湿邪等所致。见于50岁以上中老年患者。

临床表现:肩部酸痛及夜间痛角肌萎缩。肩关节活动广泛受限,以外展、外旋功能受限明显。

X线片检查有助于诊断。

(二)鉴别诊断

与神经根型颈椎病相鉴别。

(三)治疗方法

外治法:可采用理筋手法、针灸、枕颌牵引法等治疗。

内治法:治宜补气血、益肝肾、温经络、祛风湿为主,可内服独活寄生汤或三痹汤等。体弱血亏较重者,可用当归鸡血藤汤加减。急性期疼痛特重,肩关节触痛敏感,肩关节活动障碍者,可外敷宝珍膏、伤湿止痛膏等。

九、肱骨外上髁炎

(一)诊查要点

病史:多因慢性劳损致肱骨外上髁处急、慢性炎症所致。多见于家庭妇女或从事特殊职业者。

临床表现:肱骨外上髁处疼痛局部压稍,前臂无力,伸屈活动多不受限,但作抗阻力的腕关节背伸和前臂旋后动作可引起该部位的疼痛。

X线片无异常表现。

(二)鉴别诊断

与神经根型颈椎病相鉴别。

(三)治疗方法

外治法:可采用理筋手法、小针刀、理疗、封闭方法等治疗。

内治法:初期治宜祛瘀消肿止痛,可内服七厘散,外敷三色敷药或双柏散;后期治宜消肿和络,内服补筋丸,并配合熏洗。

十、腕管综合征

(一)诊查要点

病史:腕部创伤,腕管内腱鞘囊肿、脂肪瘤等致腕管内容积减少、压力增高,压迫正中神经引起。

临床表现:腕以下正中神经支配区域内运动、感觉功能障碍,夜间、晨起或劳累后加重,屈腕压迫试验阳性。

X线片多无异常表现。

(二)鉴别诊断

颈椎病:由于神经根受压引起的麻木区不但在于指,前臂也有感觉减退区,运动、腱反射也出现某一神经根受压的变化。

颈肋:可有手部发麻或疼痛,但不局限于正中神经区,多在患手的尺侧。常有血管症状,如于指发冷、发绀、桡动脉搏动减弱。X线片可见颈肋。

(三)治疗方法

外治法:以手法治疗为主,配合练功、药物、针灸,必要时行手术治疗。

内治法:治宜祛风通络,内服大活络丹,外贴宝珍膏或万应膏,并用八仙逍遥汤熏

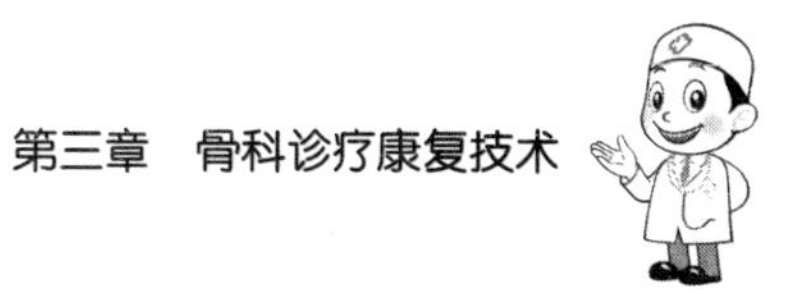

洗患手。

十一、膝关节半月板损伤

(一)诊查要点

病史:多因膝关节半屈曲位时旋转损伤所致,或有慢性劳损病史。

临床表现:急性损伤可有肿胀,疼痛,活动障碍,局部压痛、膝关节交锁现象。麦氏征阳性,研磨试验阳性。

MRI 检查或关节镜检查可明确诊断。

(二)鉴别诊断

膝关节创伤性滑膜炎:有膝关节受到打击、碰撞、扭伤等明显的外伤史。膝关书伤后肿胀、胀痛或隐痛,尤以伸直及完全屈曲时胀痛难忍,伤处有压痛,按之有波动感,浮髌试骑阳性,麦氏征及研磨试验阴性。急性期需作 MRI 或关节镜检查加以鉴别。

膝关节交叉韧带损伤:膝戈节肿胀、疼蝻、皮下瘀斑,在股骨内上髁:或在腓骨小头,或股骨外上髁有压痛,膝关节伸屈功能障碍。膝关节侧方挤压试验阳性,麦氏征及挤压研磨试验阴性。

(三)治疗方法

外治法:急性期可采用制动方法治疗,如长期不愈,可考虑手术治疗。

内治法:早期治宜消肿止痛,内服桃红四物汤或舒筋活血汤,外敷三色敷药。局部红热较明显者。可敷清营退肿膏。后期治宜温经通络止痛,内服健步虎潜丸或补肾壮筋汤,并可用四肢损伤洗方或海桐皮汤熏洗患处。

十二、膝关节交叉韧带损伤

(一)诊查要点

病史:当暴力撞击小腿上端的后方时;可使胫骨向前移位,造成前交叉韧带损伤,有时伴有胫骨隆突撕脱骨折、内侧副韧带和内测半月板损伤;当暴力撞击小腿上端的前方时,使胫骨向后移位,造成后交叉韧带损伤;可伴有膝后关节囊破裂、胫骨隆突撕脱骨折、外侧半月板损伤。

临床表现:伤后膝关节疼痛,迅速肿胀及功能丧失,抽屉试验阳性。

X 线片有时伴有胫骨隆突撕脱骨折或膝关节脱位。

(二)鉴别诊断

膝关节创伤性滑膜炎:有膝关节受到打击、碰撞、扭伤等明显的外伤史。膝关书伤后肿胀、胀痛或隐痛，尤以伸直及完全屈曲时胀痛难忍，伤处有压痛，按之有波动感，浮髌试骑阳性，抽屉试验阴性。

膝关节侧副韧带损伤：有明显的外伤史，膝关节肿胀、疼痛、皮下瘀斑，局部压痛明显，膝关节伸屈功能牵碍；内侧副韧带损伤时膝关节呈半屈曲位，主动、被动活动均不能伸直或屈曲内侧副韧带损伤，压痛点在胫骨内上髁；外侧副韧带损伤，压痛点在腓骨小头或股骨外上髁。膝关节侧方挤压试验阳性，抽屉试验阴性。

（三）治疗方法

外治法：无移位的交叉韧带损伤，可抽尽血肿后夹板固定。对有移位的交叉韧带损伤和伴有侧副韧带、半月板损伤，可考虑手术治疗。

内治法：早期治宜活血祛瘀、消肿止痛. 内服舒筋活血场，外敷消瘀止痛膏或清营退肿膏。后期治宜补养肝肾、舒筋活络，内服补筋丸或活血酒。

十三、腰椎间盘突出症

（一）诊查要点

病史：多数患者可因腰扭伤或劳累而发病，少数明显诱因而发病，多为纤维环过于薄弱所致。

临床表现：腰痛并下肢放射痛、麻木。脊柱侧弯、椎旁压痛及向下肢放射痛，腰前屈活动受限，有相应的皮肤浅感觉障碍区，直腿抬高试验，加强试验阳性。

CT 或 MRI 检查可明确诊断。

（二）鉴别诊断

腰部挫伤：疼痛剧烈，腰部活动障碍，疼痛可放射到臀部和下肢。骶棘肌痉挛，脊柱运动受限，局限性压痛。

慢性腰肌劳损：钝痛、劳累后疼痛加剧。压痛区广泛，可有骶棘肌痉挛和脊柱运动受限。

腰椎结核：疼痛，有时晚上痛醒，活动时加重。全身乏力、体重减轻、低热，盗汗。腰肌板样痉挛，脊柱活动受限，可有后突畸形和寒性脓肿。X 线片：椎间隙变窄，椎体边缘模糊不清，有骨质破坏。有寒性脓肿时，可见腰肌影增宽。

增强性脊柱炎：钝痛，劳累或阴天时加重；晨间起床时腰僵硬，脊柱伸屈受限。X 线片：多数锥体边缘唇状增生，椎间隙稍变窄。HLA-B27 阳性。

先天变异（隐性脊柱裂、腰椎骶化和骶椎腰化）：不一定有症状；或隐隐钝痛，活动后加剧，轻微外力会引起急性扭伤。X 线片：隐裂，常见于腰椎 5 或骶椎 1 椎板部分缺

损,或棘突缺如。骶化,是指腰椎5的一侧或两侧横突肥大,与髂骨或骶骨接触,甚至形成关节。腰化,是指骶椎1未和其他骶椎融合

老年性骨质疏松症:钝痛或剧痛,脊柱运动受限,可出现原背肌畸形。X线片:骨质疏松,椎体变为楔形或腰椎呈双凹形

脊椎转移性肿瘤:疼痛剧烈,夜间尤甚。体征可根据转移的情况体征各异。X线片:椎体破坏压扁,椎间隙上完整。

马尾神经囊肿:症状与体征与本病相似,MRI检查可鉴别。

妇科疾病(如子宫移位、痛经):腰底部疼痛,常与下腹部疼痛同时存在,并于月经起有明显关系,一般无明显腰部体征。

泌尿系统疾患(如肾盂肾炎、肾下垂)腰痛、伴有尿频、尿急、尿血、脓尿或发热,肾区有叩击痛。

(三)治疗方法

外治法:急性期应卧硬板床,佩戴腰围;慢性期可采用理筋手法、针灸、骨盆牵引治疗等方法治疗。

内治法:初期治宜活血舒筋,可用舒筋活血汤等.常用药物如泽兰、牛膝、当归、续断、红花、乳香、没药等,成药如云南自药、活血酒等;病程久者,体质多虚,治宜补养肝肾、宣痹活络,内服补肾壮筋汤等,常用药物如杜仲、熟地、山萸肉、当归、白芍、五加皮等,成药如大活络丹等。

十四、腰椎椎管狭窄症

(一)诊查要点

病史:由于先天发育性椎管狭小,或中年以后腰椎退行性变等原因所致。

临床表现:缓发性、持续性的下腰和腿痛,间歇性跛行,腰部过伸行动受限。病情严重者,可引起尿急或排尿困难。部分患者可出现下肢肌肉萎缩,以胫前肌及伸拇肌最明显,肢体痛觉减退,膝或跟腱反射迟钝,直腿抬高试验阳性。但部分患者可没有任何阳性体征。

CT或MRI检查可明确诊断。

(二)鉴别诊断

见腰椎间盘突出症。

(三)治疗方法

外治法:可采用理筋手法、针灸、封闭等方法治疗。

内治法:治宜温通经络、强壮筋骨,可用补肾壮筋汤加减,常用药如熟地、炮姜、杜仲、牛膝、制狗脊、续断等。气虚血亏者加黄芪、党参、当归、白芍。腰腿冷痛者加鸡血藤、独活、桂枝、淫羊藿。

十五、化脓性骨髓炎

(一)诊查要点

病史:由于化脓性细菌感染骨骼所致。多见于10岁以下儿童,好发于四肢长骨,尤以胫骨为最多,股骨、肱骨和桡骨次之。按病情发展可分为急性和慢性骨髓炎。

临床表现:起病急骤,持续高热在39C℃以上,寒战,汗出而不退热,局部肿痛剧烈,骨的干骺端压痛明显,脓肿穿破骨膜到软组织后疼痛减轻。

实验室检查:白细胞总数增高,血培养常为阳性,穿刺抽出的脓液可培养出致病菌。X线检查:急性化脓性骨髓炎刚发病时往往看不清有何改变,发病后2周以上X线片上可见到局部骨质稍有疏松,骨小梁开始紊乱,并有斑点状骨质吸收,髓腔内有透亮区。有骨膜反应。周围软组织肿胀,肌肉间隙模糊。3~4周以上可见骨膜下反应新生骨,病变进一步发展,局部形成死骨。MRI检查可明确诊断。

(二)鉴别诊断

1. Ewing肉瘤

Ewing肉瘤和化脓性骨髓炎都可引起患者体温上升,白细胞升高和X线片上表现为“葱皮”样骨膜反应。然而,Ewing肉瘤病变靠近骨干,破坏区广泛,早期产生放射状骨膜反应。全身症状及局部症状不如急性骨髓炎剧烈。活体组织检查找到肿瘤细胞可以确诊。

2. 化脓性关节炎

化脓性关节炎的病变在关节内,化脓性骨髓炎的病变在关节外。化脓性关节炎早期即有关节内液体积聚,疼痛和压痛均局限于受累关节,关节活动明显受限,关节周围肌肉痉挛,如行关节穿刺可抽出脓性关节液。化脓性骨髓炎则可在病变及脓液流注部位抽出脓液。

3. 软组织急性化脓性感染

与化脓性骨髓炎一样都有化脓性感染的全身症状和局部红肿热痛及功能障碍的表现,除深部脓肿外,大多数软组织化脓性感染其红肿热痛较表浅,且局限在肢体一侧的一个范围,不像化脓性骨髓炎的患肢呈弥漫性红肿热痛。软组织急性化脓性感染的全身症状大多数较轻。虽然有少数患者X线检查也可见骨膜反应,但骨小梁不紊乱,骨质及髓腔无变化。

(三)治疗方法

由热毒注骨或创口成痈而脓未成者，以消法为主，治则为清热解毒、活血通络。可选用仙方活命饮、黄连解毒汤、五味消毒饮加减，外用药可选用金黄散、双柏散，水调外敷，每天换一次。若脓已成而未溃者，治则以托里透脓，可用托里消毒饮。正虚邪侵，急性骨髓炎脓已溃或已转入慢性期者，治则以气血双补为主，可选用八珍汤，十全大补汤。若无死骨，破溃创面肉芽红润，可用生肌膏(散)换药。

治疗时可根据细菌培养及药物敏感度试验选用抗生素，根据病情补液，补充维生素，加强营养，贫血者以少量多次输血等。

十六、化脓性关节炎

(一)诊查要点

病史：与急性化脓性骨髓炎相同。多见于10岁以下儿童，儿童多见，好发的部位为髋关节和膝关节。

临床表现：全身症状表现为高热，体温可达400以上，畏寒，全身不适，舌苔黄厚，脉洪数。局部症状则证见患病关节红、肿、热、痛，患肢处于关节囊较松弛的位置以减轻胀痛，欲改变此肢体位置时，疼痛加剧。随着关节内积液积脓增多，关节周围肌肉痉挛，可并发病理性脱位或半脱位。关节内积脓向外溃破，可形成窦道。未得及时正确的治疗者，最终可出现关节强直。检查关节部位压痛明显，关节内有积液，在膝关节则浮髌试验阳性，表浅的关节可扪及波动感。

实验室检查：白细胞计数及中性粒细胞计数增多，红细胞沉降率增快。关节液可呈浆液性、血性、混浊或脓性，显微镜下可见大量白细胞、脓细胞和革兰阳性球菌。

X线检查：早期可见关节周围软组织阴影及关节囊脓肿，关节间隙增宽。关节附近的骨质疏松。后期关节软骨被破坏，关节间隙变窄和消失。最后病变愈合后，关节呈纤维性或骨性融合。

(二)鉴别诊断

1. 化脓骨髓炎

病变部位可见红肿热痛，但主要表现在骨干周围的软组织。化脓性关节炎的红肿热痛部位在关节周围，为减轻关节胀痛，患肢放在特殊的体位，化脓性骨髓炎无此特殊表现。X线片变化，化脓性骨髓炎在干骺端及骨干，化脓性关节炎在发病关节。

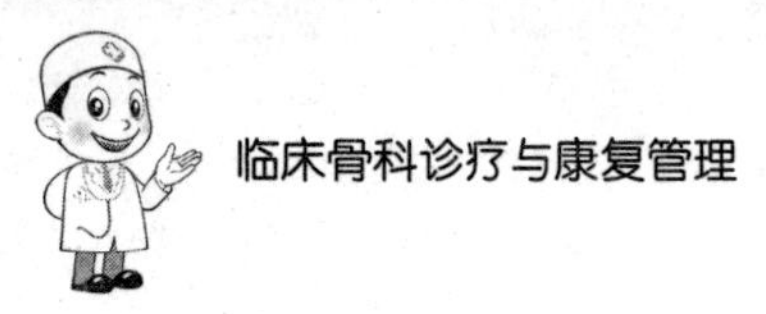

2. 关节结核

早期全身症状不明显，发展缓慢，病程长，继而出现午后潮热、自汗。关节肿胀，但不红，溃破后脓液清稀且夹有干酪样絮状物，肢体萎缩，关节活动度小和或消失。

3. 风湿性关节炎

典型表现为游走性的多关节炎，常呈对称性，关节局部可出现红肿热痛，但不化脓。炎症消退，关节功能恢复，不遗留关节强直和畸形。皮肤可有环形红斑和皮下小结。风湿性心脏病是最严重的继发症。

(三)治疗方法

早期未成脓者以消法为主。

正虚邪乘：治则以清热解毒为主，辅以渗利化湿，方用五味消毒饮加佩兰、苡仁等。

余毒流注：治则清热解毒、凉血祛瘀，方用犀角地黄汤、黄连解毒汤。

瘀血化热：治则活血散瘀、清热解毒，方用活血散瘀汤加紫花地丁、银花、蒲公英、栀子。未成脓时可配合使用外敷药金黄散、玉露膏。脓已成者，宜托里透脓，方用透脓散加减。溃后气血两虚，方用八珍汤补益气血；伤口久溃不愈，方用十全大补汤。收口期可外用生肌散等。

如经检查，已疑关节有脓，即行关节穿刺，可予抽出脓液后注入抗生素，每日或隔日一次，经 1~2 周治疗，直至抽出液培养阴性为止，亦可用生理盐水加入抗生素，进行关节灌注，边灌注边引流。还不见好转，可切开排脓，彻底冲洗关节腔，留置引流管，直至炎症被控制后拔出引流管。同时肌注或静脉滴入抗生素，根据病情输液、输血。

十七、脊柱结核

(一)诊查要点

病史：主要经血行继发感染结核分枝杆菌所致。临床分为中心型、边缘型。10 岁以下儿童最常见，其次为青年人。好发部位依次为腰椎、胸椎、胸腰段脊椎、腰骶段脊椎、颈椎。

临床表现：本病早期仅有轻微腰背疼痛，随着病变发展有低热、盗汗、疲乏、消瘦、食欲减退，局部疼痛及放射痛，姿态异常，脊柱畸形，有寒性脓肿，晚期病变脊髓受压迫可并发瘫痪。

X 线检查：颈椎和腰椎前凸消失，胸椎呈后凸畸形；椎体破坏，有空洞或死骨，椎间隙狭窄；有脓肿阴影；椎弓有结核时，椎弓模糊或消失。

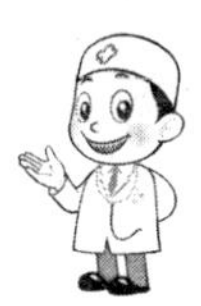

（二）鉴别诊断

见腰椎间盘突出症。

（三）治疗方法

若为阳虚痰凝者，治以补肾温经，散寒化痰，方用阳和汤加减。外用回阳玉龙膏、阳和解凝膏，配合隔姜灸。阴虚内热者，治以养阴清热脱毒，方用六味地黄丸合清骨散、透脓散加减。脓已成可穿刺抽脓，或切开引流。如为肝肾亏虚，则治以补养肝肾，方用左归丸。若窦道管口凹陷，周围皮色紫暗，不易收口，可外用贴敷生肌玉红膏。

正确使用抗结核药，要用足够的疗程，选用异烟肼、利福平、吡嗪酰胺、乙胺丁醇，以上三种或四种药同时应用，配合服用复合维生素 B 以保护肝脏，一日用量清晨空腹一次服用。服用 9 个月以上。定期复查肝、肾功能。

第三节　骨骺炎

一、股骨头骨骺炎

（一）诊查要点

病史：大多学者认为股骨头局部缺血、外伤是本病发病的主要原因。

临床表现：发病初期出现髋部隐痛，活动后疼痛加重，休息后减轻，继而出现患肢短缩，跛行，大腿及臀部肌肉萎缩，髋关节旋转活动功能障碍，髋部疼痛明显。

X 线检查：早期可见股骨头骨骺囊性变及致密改变，继则可见骨骺碎裂、变扁；晚期可见股骨头扁平，股骨颈短而宽，半脱位，以后出现不同程度的退行性关节改变。为了便于判断股骨头骨骺的破坏程度，以利于采用相应的治疗手段，我国邸建德等将本病分为四度：

一度：股骨头骨骺致密及囊性改变，但股骨头的高度无改变，干骺端正常。

二度：受累区占骨骺的一半以上，死骨明显，股骨头塌陷变扁，干骺部可见囊状吸收。

三度：骨骺大部分形成死骨，碎裂，头扁平，股骨颈增宽，干骺端的改变为弥漫性。

四度：骨骺全部破坏，股骨头扁平、致密、碎裂，有时骨骺发生移位。晚期股骨头呈蘑菇状。髋臼也因之变形，有的有半脱位，干骺瑞呈广泛囊样变。

(二)鉴别诊断

髋关节结核:早期出现低热、盗汗、食欲缺乏、消瘦等阴虚内热证候,髋部可出现脓肿或窦道,X线可显示骨与关节面破坏。

股骨头骨骺滑脱症:明显的外伤史,多见于男性儿童与少年。有髋部疼痛,跛行。X线片显示股骨头骨骺轮廓及密度正常,侧位片见股骨头向后下方滑脱。

(三)治疗方法

外治法:一、二度患者可采用牵引或外展支架,下肢外展30~40度位,以减轻股骨头骨骺的压力,同时有利于其重建和模造。

内治法:如先天不足者,治以补肾健骨,方用左归丸。正虚邪侵者,治以补养气血,方用圣愈汤、八珍汤、十全大补汤等。气滞血瘀者,治以行气止痛,活血祛瘀,方用桃红四物汤加枳壳、香附、延胡索。

可根据病情选用外用药如消肿止痛膏、阳和解凝膏等敷贴。

二、胫骨结节骨骺炎

(一)诊查要点

病史:多见于常参加剧烈运动者。

临床表现:胫骨结节处高突隆起,局部疼痛、压痛、膝关节用力活动时疼痛加重,休息后可减轻,局部无波动感,压之较硬,无全身症状。

X线检查:X线侧位片显示髌韧带及其周围软组织有肿胀阴影,胫骨结节与韧带之间的锐角消失。胫骨结节骨骺可见碎裂。

(二)鉴别诊断

与胫骨结节骨骺撕脱骨折相鉴别,撕脱骨折,受伤力较大,伤后即不能行走,局部疼痛剧烈,肿胀,压痛明显,局部可见青紫瘀斑,X线片显示胫骨结节骨骺分离。

(三)治疗方法

外治法:疼痛重者可用长腿石膏托或夹板固定膝关节于伸直位,外用消肿止痛膏敷贴。

内治法:服桃红四物汤。

三、股骨头无菌性坏死

(一)诊查要点

病史:本病与创伤、慢性劳损,较长时间使用激素或用量过大,长期过量饮酒,以及

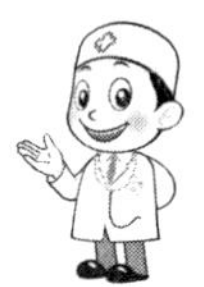

接触放射线等原因有关。但同样情况下存在着很大的个体差异。

临床表现：患侧髋部疼痛，呈隐性钝痛，急性发作可出现剧痛，疼痛部位在腹股沟区，站立或行走久时疼痛明显，出现轻度跛行。晚期可因劳累而疼痛加重，跛行，髋关节屈曲、外旋功能明显障碍。患髋“4”字试验阳性，髋关节屈曲挛缩试验（Thomas 征）阳性。

X 线检查：X 线表现分为 4 期。

Ⅰ期：股骨头轮廓无改变，多在负重区出现囊性变或“新月征”。

Ⅱ期：股骨头轮廓无明显改变，负重区可见密度增高，周围可出现硬化带。

Ⅲ期：股骨头出现阶梯状塌陷或双峰征，负重区变扁，有细微骨折线，周围有骨质疏松征象。

Ⅳ期：髋关节间隙狭窄，股骨头扁平、肥大、增生，可出现向外上方半脱位或脱位。髋臼边缘增生硬化。

（二）鉴别诊断

髋关节结核：早期出现低热、盗汗等阴虚内热症状，髋部可见脓肿，X 线可显示骨与关节面破坏。

类风湿性关节炎：关节出现晨僵；至少一个关节活动时疼痛或压痛；从一个关节肿胀到另一个关节肿胀应不超过 3 个月。关节往往呈对称性肿胀。在骨隆起部位或关节伸侧常有皮下结节。实验室检查红细胞沉降率加快，多数患者类风湿因子阳性。X 线片显示，关节间隙病变早期因滑膜充血、水肿而变宽，以后变狭窄。骨质疏松，关节周围韧带可出现钙化。

风湿性关节炎：关节出现红、肿、热、痛，疼痛呈游走性。实验室检查血清抗链球菌溶血素“O”可为阳性。X 线片骨结构改变不明显。

（三）治疗方法

外治法：适用于Ⅰ、Ⅱ期患者，限制负重，或用牵引疗法以缓解髋关节周围软组织痉挛，减低关节内压力，若放在下肢外展、内旋位牵引，还可以增加髋臼对股骨头的包容量。此外，还可运用推拿按摩手法，改善髋关节周围软组织血运、缓解肌肉痉挛、增加关节活动度。

内治法：如肝肾亏损者，治以滋补肝肾，方用左归丸。正虚邪侵着，治以双补气血，方选八珍汤、十全大补汤；若酒湿痰饮，可选用苓桂术甘汤、宣痹汤。气滞血瘀者，治以行气止痛、活血祛瘀，方用桃红四物汤加枳壳、香附、延胡索。

四、骨性关节炎

(一)诊查要点

病史:多因慢性劳损所致。多在中年以后发病。好发于负重大,活动多的关节,如脊柱、膝、髋等处。

临床表现:症状为关节疼痛,早期为钝性,以后逐渐加重,可出现典型的"休息痛"与"晨僵",患者会感到静止时疼痛,即关节处于一定的位置过久,或在清晨起床时,感到关节疼痛与僵硬;稍活动后疼痛减轻;如活动过多,因关节摩擦又产生疼痛。颈椎发生本病时,可有颈项疼痛不适,或上肢放射性疼痛,腰椎发生本病时,腰部疼痛不适,常伴有下肢放射性疼痛。体检时可见患病关节肿胀,肌肉萎缩,关节主动或被动活动时可有软骨摩擦音,有不同程度的关节活动受限和其周围的肌肉痉挛。

X线检查:关节边缘有骨赘形成,关节间隙变窄,软骨下骨有硬化和囊腔形成。到晚期关节面凹凸不平,骨端变形,边缘有骨质增生,关节内可有游离体。脊椎发生骨性关节炎时,椎间隙变窄,椎体边缘变尖,可见唇形骨质增生。

(二)鉴别诊断

髋关节结核:早期出现低热、盗汗等阴虚内热症状,患部可见脓肿,X线可显示骨关节破坏。

类风湿性关节炎:常为多关节发病,而且累及手足小关节,逐渐出现关节僵硬,肿胀,畸形。血清类风湿因子阳性。

风湿性关节炎:典型表现为游走性的多关节炎,常呈对称性,关节局部可出现红肿热痛,但不化脓,炎症消退,关节功能恢复,不遗留关节强直畸形,皮肤可有环形红斑和皮下结节。风湿性心脏病是最严重的并发症。

(三)治疗方法

外治法:急性期应制动,卧床休息。慢性期可采用理筋手法、理疗、中药外敷等方法治疗。

内治法:气血虚弱者,治以补气补血、方选八珍汤,十全大补汤。肝肾不足者,可用左归丸以滋补肝肾;若肾阳虚者,方用肾气丸以温补肾阳;若肾阴虚者,方用六味地黄丸以滋补肾阴。

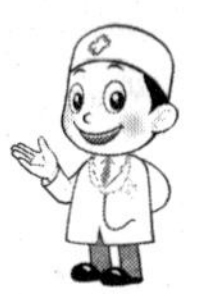

五、骨质疏松症

(一)诊查要点

病史:由多种原因引起的骨骼的系统性、代谢性紊乱所致。可分为三类:一类为原发性骨质疏松症;二类为继发性骨质疏松症;三类为特发性骨质疏松症。

原发性骨质疏松症又分为绝经后骨质疏松症(Ⅰ型)和老年骨质疏松症(Ⅱ型)两型。

临床表现:腰背痛或全身骨痛、畸形和骨折。

X线检查:特点是密度减低以及沿应力线保存的稀疏胃小梁呈垂直栅状排列。双能X骨密度测定可进步明确诊断。原发性骨质疏松症实验室检查多无异常。

(二)鉴别诊断

骨质软化症:其特点为骨质钙化不良,骨样组织增加,骨质软化,因而脊椎、骨盆及下肢长骨可能产生各种压力畸形和不全骨折,骨骼的自发性疼痛、压痛出现较早并且广泛,以腰痛和下肢疼痛为甚。全身肌肉多无力,少数病人可发生手足抽搐。X线片可见骨质广泛疏松;压力畸形如驼背、脊柱侧弯、髋内翻、膝内翻、膝外翻、长骨弯曲;假骨折线(称Milkman线或Looser线)。横骨小梁消失,纵骨小梁纤细,骨皮质变薄。不发生骨膜下骨皮质吸收。实验室检查:血钙、磷降低而碱性磷酸酶则升高。

多发性骨体瘤:临床表现主要为贫血、骨痛、肾功能不全、出血、关节痛。骨痛和骨骼病变由于骨髓瘤细胞在骨髓腔内无限增生,分泌破骨细胞活动因子,促使骨质吸收,引起弥漫性骨质疏松或局限性骨质破坏,因此骨骼疼痛是早期主要症状,开始时骨痛轻微,随病情发展而逐渐加重。骨骼病变多见于脊椎、颅骨、锁骨、肋骨、骨盆、肱骨及股骨近端,常见的疼痛部位在腰背部,其次是胸廓和肢体。骨质破坏处可引起病理性骨折,多发生于肋骨下胸椎和上腰椎,如多处肋骨及脊椎骨折可引起胸廓和脊柱畸形。X线片可见脊柱、肋骨和骨盆等处弥漫性骨质疏松;溶骨病变常见于颅骨、骨盆、脊椎、股骨、肱骨头、肋骨。可出现单发,也可出现多发,呈圆形、边缘清楚如钻凿状的骨质缺损阴影;病理性骨折,以肋骨和脊柱最为常见,脊椎可呈压缩性骨折。实验室检查:骨髓象呈增生性反应,骨髓中出现大量骨髓瘤细胞,此为最主要的诊断依据。一般应超过10%,且具形态异常;高球蛋白血症,主要为“M”成分球蛋白血症或凝溶蛋白尿的表现。

原发性甲状旁腺机能亢进症:是由于甲状旁腺腺瘤、增生肥大或腺癌所引起的甲状旁腺激素分泌过多,发病年龄以20~50岁者较多见,女性多于男性。临床表现为高血钙、低血磷症，如消化系统症状可见胃纳不佳、腹胀、恶心、呕吐、便秘等；肌肉可出现四肢肌肉松弛，张力减退；泌尿系统可出现尿中钙、磷排泄增多，尿结石发生率高，患者多尿、口渴、多饮，骨骼系统症状有骨痛，背部、脊椎、胸肋骨、髋部、四肢伴有压痛。逐渐出现下肢不能支持重量，行走困难。病久后出现骨骼畸形，身长缩短。可有病理性骨折。X 线片可见骨膜下皮质吸收、脱钙，弥漫性骨质疏松，骨囊性变。全身性骨骼如骨盆、颅骨、脊柱或长短骨等处的脱钙、骨折、畸形等改变。指骨内侧骨膜下皮质吸收、颅骨斑点状脱钙，牙槽骨板吸收和骨囊肿形成本病的好发病变。实验室检查：本病患者早期血钙大多增高，平均在 2.2～2.7 mmol/L 以上，对诊断很有意义；血磷多数低于 1.0mmol/L；90%患者的血清免疫活性甲状旁腺激素（IPIH）明显高于正常值；尿钙增多。

成骨不全症：本病有家族遗传史，高达 50%左右。由于周身骨胶原组织缺乏，成骨细胞数量不足，软骨成骨过程正常，钙化正常。致使钙化软骨不能形成骨质，因此骨皮质较薄，骨质脆弱。由于该病患者的巩膜变薄，透明度增加，使脉络膜色素外露而出现蓝巩膜；因听骨硬化，不能传达音波，而出现耳聋。

（三）治疗方法

外治法：可采用理筋手法、理疗、中药外敷等方法治疗。

内治法：肾虚精亏者，治以补肾填精。方用左归丸加淫羊藿、鹿衔草；或用中成药骨疏康、骨松宝等。若正虚邪侵者，治以扶正固本。方用鹿角胶丸，方中虎骨改用代用品。治疗须考虑继发疾病的病因，审因而治。先天不足者，治以填精养血、助阳益气。方用龟鹿二仙胶汤。治疗亦需考虑患者年龄、性别、原发病病因辨证施治。

第四章　骨科护理

第一节　清洁与舒适管理

环境清洁是指清除环境中物体表面的污垢。患者清洁是指采取包括口腔护理、头发护理、皮肤护理、会阴护理及晨晚间护理等操作，使患者清洁与舒适，预防感染及并发症。

一、病室环境管理

（一）评估和观察要点

①评估病室环境的空间、光线、温度、湿度、卫生。

②评估病室的安全保障设施。

（二）操作要点

①病床间距≥1m。

②室内温度、湿度适宜。

③保持空气清新、光线适宜。

④病室物体表面清洁，地面不湿滑，安全标识醒目。

⑤保持病室安静。

（三）指导要点

①告知患者及家属遵守病室管理制度。

②指导患者了解防跌倒、防坠床、防烫伤等安全措施。

(四)注意事项

①病室布局合理,符合医院感染管理要求。

②通风时注意保暖。

③工作人员应做到说话轻、走路轻、操作轻、关门轻。

二、床单位管理

(一)评估和观察要点

①评估患者病情、意识状态、合作程度、自理程度、皮肤情况、管路情况。

②评估床单位安全、方便、整洁程度。

(二)操作要点

1. 备用床和暂空床

(1)移开床旁桌椅于适宜位置,将铺床用物放于床旁椅上。

(2)从床头至床尾铺平床褥后,铺上床单或床罩。

(3)将棉胎或毛毯套入被套内。

(4)两侧内折后与床内沿平齐,尾端内折后与床垫尾端平齐。

(5)暂空床的盖被上端内折 1/4,再呈扇形形状三折于床尾并使之平齐。

(6)套枕套,将枕头平放于床头正中。

(7)移回床旁桌、椅。

(8)处理用物。

2. 麻醉床

(1)同“备用床和暂空床”步骤的(1)(2)。

(2)根据患者手术麻醉情况和手术部位铺单。

(3)盖被放置应方便患者搬运。

(4)套枕套后,将枕头横立于床头正中。

(5)移回床旁桌、椅。

(6)处理用物。

3. 卧床患者更换被单

(1)与患者沟通,取得配合。

(2)移开床旁桌、椅。

(3)将枕头及患者移向对侧,使患者侧卧。

(4)松开近侧各层床单,将其上卷于中线处塞于患者身下,清扫整理近侧床褥;依次铺近侧各层床单。

(5)将患者及枕头移至近侧,患者侧卧。

(6)松开对侧各层床单,将其内卷后取出,同法清扫和铺单。

(7)患者平卧,更换清洁被套及枕套。

(8)移回床旁桌、椅。

(9)根据病情协助患者取舒适体位。

(10)处理用物。

(三)指导要点

①告知患者床单位管理的目的及配合方法。

②指导患者及家属正确使用床单位辅助设施。

(四)注意事项

①评估操作难易程度,运用人体力学原理,防止职业损伤。

②操作过程中观察患者生命体征、病情变化、皮肤情况,注意保暖,保护患者隐私,避免牵拉管路。

③操作中合理使用床档保护患者,避免坠床。

④使用橡胶单或防水布时,避免其直接接触患者皮肤。

⑤避免在室内同时进行无菌操作。

三、晨晚间护理

(一)评估和观察要点

①了解患者的护理级别、病情、意识、自理程度等,评估患者清洁卫生及皮肤受压情况。

②评估病室环境及床单的清洁程度。

③操作中倾听患者需求,观察患者的病情变化。

(二)操作要点

①根据需要准备用物。

②整理床单位,必要时更换被服。

③根据患者病情和自理程度协助患者洗漱、清洁。

(三)指导要点

告知患者晨晚间护理的目的和配合方法。

(四)注意事项

①操作时注意保暖,保护隐私。

②维护管路安全。

③眼睑不能闭合的患者应保持角膜湿润,防止角膜感染。

④发现皮肤黏膜异常,及时处理并上报。

⑤实施湿式扫床,预防交叉感染。

⑥注意患者体位舒适与安全。

四、口腔护理

(一)评估和观察要点

①评估患者的病情、意识、配合程度。

②观察口唇、口腔黏膜、牙龈、舌苔有无异常;口腔有无异味;牙齿有无松动,有无活动性义齿。

(二)操作要点

①核对患者,向患者解释口腔护理的目的、配合要点及注意事项,准备用物。

②选择口腔护理液,必要时遵医嘱选择药物。

③协助患者取舒适恰当的体位。

④颌下垫治疗巾,放置弯盘。

⑤擦洗牙齿表面、颊部、舌面、舌下及硬腭部,遵医嘱处理口腔黏膜异常。

⑥操作前后认真清点棉球,温水漱口。

⑦协助患者取舒适体位,处理用物。

(三)指导要点

①告知患者口腔护理的目的和配合方法。

②指导患者正确的漱口方法。

(四)注意事项

①操作时避免弯钳触及牙龈或口腔黏膜。

②昏迷或意识模糊的患者棉球不能过湿,操作中注意夹紧棉球,防止遗留在口腔内,禁止漱口。

③有活动性义齿的患者协助清洗义齿。

④使用开口器时从磨牙处放入。

五、会阴护理

(一)评估和观察要点

①了解患者的病情、意识、配合程度,有无失禁及留置导尿管。

②评估病室温度及遮蔽程度。

③评估患者会阴清洁程度,会阴皮肤黏膜情况,会阴部有无伤口,阴道流血、流液情况。

(二)操作要点

①向患者解释会阴护理的目的和配合要点,准备用物。

②协助患者取仰卧位,屈膝,两腿略外展。

③臀下垫防水单。

④用棉球由内向、自上而下外擦洗会阴,先清洁尿道口周围,后清洁肛门。

⑤留置尿管者,由尿道口处向远端依次用消毒棉球擦洗。

⑥擦洗完后擦干皮肤,皮肤黏膜有红肿、破溃或分泌物异常时需及时给予处理。

⑦协助患者恢复舒适体位并穿好衣裤,整理床单位,处理用物。

(三)指导要点

①告知患者会阴护理的目的及配合方法。

②告知女性患者观察阴道分泌物的性状和有无异味等。

(四)注意事项

①水温适宜。

②女性患者月经期宜采用会阴冲洗。

③为患者保暖,保护隐私。

④避免牵拉引流管、尿管。

六、协助沐浴和床上擦浴

(一)评估和观察要点

①评估患者的病情、自理能力、沐浴习惯及合作程度。

②评估病室或浴室环境。

③评估患者皮肤状况。

④观察患者在沐浴中及沐浴后的反应。

(二)操作要点

1. 协助沐浴

(1)向患者解释沐浴的目的及注意事项,取得配合。

(2)调节室温和水温。

(3)必要时护理人员护送进入浴室,协助穿脱衣裤。

(4)观察病情变化及沐浴时间。

2. 床上擦浴

(1)向患者解释床上擦浴的目的及配合要点。

(2)调节室温和水温。

(3)保护患者隐私,给予遮蔽。

(4)由上至下,由前到后顺序擦洗。

(5)协助患者更换清洁衣服。

(6)整理床单位,整理用物。

(三)指导要点

①协助沐浴时,指导患者使用浴室的呼叫器。

②告知患者沐浴时不应用湿手接触电源开关,不要反锁浴室门。

③告知患者沐浴时预防意外跌倒和晕厥的方法。

(四)注意事项

①浴室内应配备防跌倒设施(防滑垫、浴凳、扶手等)。

②床上擦浴时随时观察病情,注意与患者沟通。

③妊娠7个月以上孕妇不适宜盆浴。

④床上擦浴时注意保暖,保护隐私。

⑤保护伤口和管路,避免伤口受压、管路打折扭曲。

七、床上洗头

(一)评估和观察要点

①评估患者病情、配合程度、头发卫生情况及头皮状况。

②评估操作环境。

③观察患者在操作中、操作后有无病情变化。

(二)操作要点

①调节适宜的室温、水温。

②协助患者取舒适、方便的体位。

③患者颈下垫毛巾，放置马蹄形防水布垫或洗头设施，开始清洗。

④洗发后用温水冲洗。

⑤擦干面部及头发。

⑥协助患者取舒适卧位，整理床单位，处理用物。

(三)指导要点

①告知患者床上洗头目的和配合要点。

②告知患者操作中如有不适及时通知护士。

(四)注意事项

①为患者保暖，观察患者病情变化，有异常情况应及时处理。

②操作中保持患者体位舒适，保护伤口及各种管路，防止水流入耳、眼。

③应用洗头车时，按使用说明书或指导手册操作。

第二节　营养与排泄护理

患者营养与排泄护理的主要目的是满足患者营养成分摄入与排泄的需要，预防和发现由于营养摄入与排泄障碍导致的相关并发症。护理中，应遵循安全和标准预防的原则，评估患者的病情和营养状况，满足患者自理需求，协助诊断和治疗，避免或减轻并发症，促进患者康复。

一、协助进食和饮水

(一)评估和观察要点

①评估患者病情、意识状态、自理能力、合作程度。

②评估患者饮食类型、吞咽功能、咀嚼能力、口腔疾患、营养状况、进食情况。

③了解有无餐前、餐中用药，有无特殊治疗或检查。

(二)操作要点

①协助患者洗手，对视力障碍、行动不便的患者，协助将食物、餐具等置于容易取放的位置，必要时协助进餐。

②注意食物温度、软硬度。

③进餐完毕,协助患者漱口,整理用物及床单位。

④观察进食中和进食后的反应,做好记录。

⑤需要记录出入量的患者,记录进食和饮水时间、种类、食物含水量和饮水量等。

(三)指导要点

根据患者的疾病特点,对患者或家属进行饮食指导。

(四)注意事项

①特殊饮食的患者,在进食前应仔细查对。

②与患者及家属沟通,给予饮食指导。

③患者进食和饮水延迟时,做好交接班。

二、肠内营养支持

(一)评估和观察要点

①评估患者病情、意识状态、营养状况、合作程度。

②评估管饲通路情况、输注方式,有无误吸风险。

③观察营养液输注中、输注后的反应。

(二)操作要点

①核对患者,准备营养液,温度以接近正常体温为宜。

②病情允许,协助患者取半卧位。

③输注前,检查并确认喂养管位置,抽吸并估计胃内残留量,如有异常及时报告。

④输注前、后用约 30ml 温水冲洗喂养管。

⑤输注速度均匀。

⑥输注完毕包裹、固定喂养管。

⑦观察并记录输注量以及输注中、输注后的反应。

⑧病情允许输注后 30min 保持半卧位,避免搬动患者或可能引起误吸的操作。

(三)指导要点

①携带喂养管出院的患者,告知患者及家属妥善固定喂养管,输注营养液或特殊用药前后,应用温开水冲洗喂养管。

②告知患者喂养管应定期更换。

(四)注意事项

①营养液现配现用,粉剂应搅拌均匀,配制后的营养液放置在冰箱冷藏,24h 内

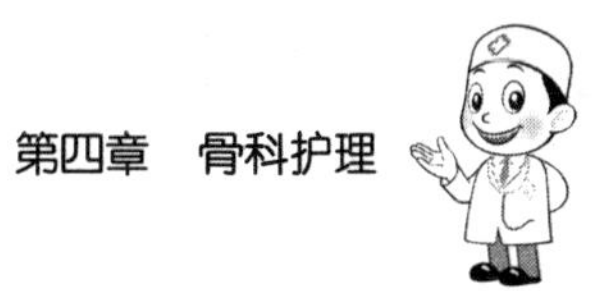

用完。

②长期留置鼻胃管或鼻肠管者，每天用油膏涂拭鼻腔黏膜，轻轻转动鼻胃管或鼻肠管，每日进行口腔护理，定期（或按照说明书）更换喂养管，对胃造口、空肠造口者，保持造口周围皮肤干燥、清洁。

③特殊用药前后用约 30ml 温水冲洗喂养管，药片或药丸经研碎、溶解后注入喂养管。

④避免空气入胃，引起胀气。

⑤注意放置恰当的管路标识。

三、肠外营养支持

（一）评估和观察要点

①评估患者病情、意识、合作程度、营养状况。

②评估输液通路情况、穿刺点及其周围皮肤状况。

（二）操作要点

①核对患者，准备营养液。

②输注时建议使用输液泵，在规定时间内匀速输完。

③固定管道，避免过度牵拉。

④巡视、观察患者输注过程中的反应。

⑤记录营养液使用的时间、量、滴速及输注过程中的反应。

（三）指导要点

①告知患者输注过程中如有不适及时通知护士。

②告知患者翻身、活动时保护管路及穿刺点局部清洁干燥的方法。

（四）注意事项

①营养液配制后若暂时不输注，冰箱冷藏，输注前室温下复温后再输，保存时间不超过 24h。

②等渗或稍高渗溶液可经周围静脉输入，高渗溶液应从中心静脉输入，明确标识。

③如果选择中心静脉导管输注，参照第十二章进行管路维护。

④不宜从营养液输入的管路输血、采血。

四、排尿异常的护理

(一)评估和观察要点

①评估患者病情、意识、自理能力、合作程度,了解患者治疗及用药情况。

②了解患者饮水习惯、饮水量,评估排尿次数、量、伴随症状,观察尿液的性状、颜色、透明度等。

③评估膀胱充盈度、有无腹痛、腹胀及会阴部皮肤情况;了解患者有无尿管、尿路造口等。

④了解尿常规、血电解质检验结果等。

(二)操作要点

1. 尿量异常的护理

(1)记录24h出入液量和尿比重,监测酸碱平衡和电解质变化,监测体重变化。

(2)根据尿量异常的情况监测相关并发症的发生,有无脱水、休克、水肿、心力衰竭、高血钾或低血钾、高血钠或低血钠表现等。

(3)遵医嘱补充水、电解质。

2. 尿失禁的护理

(1)保持床单清洁、平整、干燥。

(2)及时清洁会阴部皮肤,保持清洁干爽,必要时涂皮肤保护膜。

(3)根据病情采取相应的保护措施,男性患者可采用尿套,女性患者可采用尿垫、集尿器或留置尿管。

3. 尿潴留的护理

(1)诱导排尿,如维持有利排尿的姿势、听流水声、温水冲洗会阴部、按摩或叩击耻骨上区等,保护隐私。

(2)留置导尿管定时开放,定期更换。

(三)指导要点

①告知患者尿管夹闭训练及盆底肌训练的意义和方法。

②指导患者养成定时排尿的习惯。

(四)注意事项

①留置尿管期间,注意尿道口清洁。

②尿失禁时注意局部皮肤的护理。

五、排便异常的护理

(一)评估和观察要点

①评估患者病情,有无高血压、心脏病、肠道病变等。

②了解患者排便习惯、次数、量,粪便的颜色、性状,有无排便费力、便意不尽等。

③了解患者饮食习惯、治疗和检查、用药情况。

(二)操作要点

1. 便秘的护理

(1)指导患者增加粗纤维食物摄入,适当增加饮水量。

(2)指导患者环形按摩腹部,鼓励适当运动。

(3)指导患者每天训练定时排便。

(4)遵医嘱给予缓泻药或灌肠。

2. 腹泻的护理

(1)观察记录生命体征、出入量等。

(2)保持会阴部及肛周皮肤清洁干燥,评估肛周皮肤有无破溃、湿疹等,必要时涂皮肤保护剂。

(3)合理饮食,协助患者餐前、便前、便后洗手。

(4)遵医嘱给药,补充水、电解质等。

(5)记录排便的次数和粪便性状,必要时留取标本送检。

3. 大便失禁的护理

(1)评估大便失禁的原因,观察粪便的性状。

(2)必要时观察记录生命体征、出入量等。

(3)做好会阴及肛周皮肤护理,评估肛周皮肤有无破溃、湿疹等,必要时涂皮肤保护剂。

(4)合理膳食。

(5)指导患者根据病情和以往排便习惯,定时排便,进行肛门括约肌及盆底肌肉收缩训练。

(三)指导要点

①指导患者合理膳食。

②指导患者养成定时排便的习惯,适当运动。

(四)注意事项

①心脏病、高血压等患者,避免用力排便,必要时使用缓泻药。

②大便失禁、腹泻患者,应注意观察肛周皮肤情况。

③腹泻者注意观察有无脱水、电解质紊乱的表现。

六、导尿

(一)评估和观察要点

(1)评估患者自理能力、合作程度及耐受力。

(2)评估患者病情、意识、膀胱充盈度、会阴部皮肤黏膜状况,了解男性患者有无前列腺疾病等引起尿路梗阻的情况。

(二)操作要点

(1)准备温度适宜、隐蔽的操作环境。

(2)摆好体位,按照无菌原则清洁并消毒外阴及尿道口。

(3)戴无菌手套,铺孔巾。

(4)检查尿管气囊有无漏气,润滑尿管前端至气囊后4~6cm(男患者至气囊后20~22cm)。

(5)再次按无菌原则消毒尿道口。

(6)插入尿道内4~6cm(男性患者,提起阴茎与腹壁呈60°角,插入约20~22cm),见尿后再插入5~7cm,夹闭尿管开口。

(7)按照导尿管标明的气囊容积向气囊内缓慢注入无菌生理盐水,轻拉尿管有阻力后,连接引流袋。

(8)固定引流管及尿袋,尿袋的位置低于膀胱,尿管应有标识并注明置管日期。

(9)安置患者,整理用物。

(10)记录置管日期,尿液的量、性质、颜色等。

(11)留置导尿管期间,应该做到:①保持引流通畅,避免导管受压、扭曲、牵拉、堵塞等;②应每日给予会阴擦洗;③定期更换引流装置、更换尿管;④拔管前采用间歇式夹闭引流管方式;⑤拔管后注意观察小便自解情况。

(三)指导要点

①告知患者导尿的目的及配合方法。

②告知患者防止尿管受压、脱出的注意事项。

③告知患者离床活动时的注意事项。

(四)注意事项

①导尿过程中,若尿管触及尿道口以外区域,应重新更换尿管。

②膀胱过度膨胀且衰弱的患者第一次小便不宜超过 1 000ml。

③男性患者包皮和冠状沟易藏污垢,导尿前要彻底清洁,导尿管插入前建议使用润滑止痛胶,插管遇阻力时切忌强行插入,必要时请专科医师插管。

七、灌肠

(一)评估和观察要点

①了解患者病情,评估意识、自理情况、合作及耐受程度。

②了解患者排便情况,评估肛门周围皮肤黏膜状况。

(二)操作要点

1. 大量不保留灌肠

(1)核对医嘱及患者,注意操作环境隐蔽,室温适宜。

(2)配制灌肠液,温度 39~41℃,用止血钳夹闭排液管。

(3)患者取左侧卧位,臀部垫防水布,屈膝。

(4)灌肠筒挂于输液架上,液面比肛门高 40~60cm。

(5)将肛管与灌肠筒的排液管连接,润滑肛管,排除管道气体,将肛管缓缓插入肛门 7~10cm。

(6)固定肛管,松开止血钳,观察液体流入及患者耐受情况;根据患者耐受程度,适当调整灌肠筒高度。

(7)灌毕,夹闭并反折排液管,再将肛管拔出,擦净肛门。

(8)嘱患者尽量于 5~10min 后排便。

(9)了解患者排便情况,安置患者,整理用物。

2. 甘油灌肠

(1)核对医嘱及患者,准备环境和物品。

(2)患者取左侧卧位,臀部靠近床沿,屈膝,臀部垫高。

(3)打开甘油灌肠剂,挤出少许液体润滑管口,将灌肠剂管缓缓插入肛门 7~10cm。

(4)固定灌肠剂,轻轻挤压,观察液体流入及患者耐受情况。

(5)灌毕,反折灌肠剂管口同时拔出,擦净肛门。

(6)嘱患者尽量10min后排便。

(7)安置患者,整理用物,记录排便情况。

3. 保留灌肠

(1)核对医嘱和患者,嘱患者先排便,准备环境及灌肠药液,灌肠液量不宜超过200ml。

(2)根据病情和病变部位取合适卧位,臀部垫高约10cm,必要时准备便盆。

(3)润滑并插入肛管15~20cm,液面至肛门的高度应<30cm,缓慢注入药液。

(4)药液注入完毕后,反折肛管并拔出,擦净肛门,嘱患者尽可能忍耐,药液保留20~30min。

(5)安置患者,整理用物。

(6)观察用药后的效果并记录。

(三)指导要点

告知患者灌肠的目的及配合方法。

(四)注意事项

①妊娠、急腹症、消化道出血、严重心脏病等患者不宜灌肠;直肠、结肠和肛门等手术后及大便失禁的患者不宜灌肠。

②伤寒患者灌肠时溶液不超过500ml,液面不高于肛门30cm,肝性脑病患者禁用肥皂水灌肠。

③灌肠过程中发现患者脉搏细速、面色苍白、出冷汗、剧烈腹痛、心慌等,应立即停止灌肠,并报告医生。

④保留灌肠时,肛管宜细,插入宜深,速度宜慢,量宜少,防止气体进入肠道。

八、持续膀胱冲洗

(一)评估和观察要点

①评估病情、意识状态、自理及合作程度。

②观察尿液性质、出血情况、排尿不适症状等。

③注意患者反应,观察冲洗液出入量、颜色及有无不适主诉。

(二)操作要点

①遵医嘱准备冲洗液。

②在留置无菌三腔导尿管后,排空膀胱。

③将膀胱冲洗液悬挂在输液架上，液面高于床面约 60cm，连接前对各个连接部进行消毒。

④将冲洗管与冲洗液连接，三腔尿管一头连接冲洗管，另一头连接尿袋。夹闭尿袋，打开冲洗管，使溶液滴入膀胱，速度 80～100 滴/min；待患者有尿意或滴入 200～300ml 后，夹闭冲洗管，打开尿袋，排出冲洗液，遵医嘱如此反复进行。

⑤冲洗完毕，取下冲洗管，消毒导尿管远端管口并与尿袋连接。

⑥固定尿袋，位置低于膀胱。

⑦安置患者，整理用物并记录。

（三）指导要点

①告知患者冲洗的目的和配合方法。

②告知患者冲洗过程中如有不适及时通知护士。

（四）注意事项

①根据患者反应及症状调整冲洗速度和冲洗液用量，必要时停止，并通知医生。

②冲洗过程中观察病情变化及引流管是否通畅。

第三节　身体活动管理

根据患者病情和舒适度的要求，协助采取主动体位或被动体位，以减轻身体不适和疼痛，预防并发症；遵医嘱为患者安置牵引体位或肢体制动，以达到不同治疗的目的。

一、卧位护理

（一）评估和观察要点

①评估患者病情、意识状态、自理能力、合作程度。

②了解诊断、治疗和护理要求，选择体位。

③评估自主活动能力、卧位习惯。

（二）操作要点

1. 薄枕平卧位

(1)垫薄枕，头偏向一侧。

(2)患者腰椎麻醉或脊髓腔穿刺后,取此卧位。

(3)昏迷患者注意观察神志变化,谵妄、全麻尚未清醒患者,应预防发生坠床,必要时使用约束带,并按约束带使用原则护理。

(4)做好呕吐患者的护理,防止窒息,保持舒适。

2. 仰卧中凹位(休克卧位)

(1)抬高头胸部 10°~20°,抬高下肢 20°~30°。

(2)保持呼吸道畅通,按休克患者观察要点护理。

3. 头低足高位

(1)仰卧,头偏向一侧,枕头横立于床头,床尾抬高 15~30cm。

(2)观察患者耐受情况,颅内高压患者禁用此体位。

4. 侧卧位

(1)侧卧,两臂屈肘,一手放于胸前,一手放于枕旁,下腿稍伸直,上腿弯曲。

(2)必要时在两膝之间、后背和胸、腹前各放置软枕。

5. 俯卧位

(1)俯卧,两臂屈肘放于头部两侧,两腿伸直,胸下、髋部及踝部各放一软枕,头偏向一侧。

(2)气管切开、颈部伤、呼吸困难者不宜采取此体位。

6. 半坐卧位

(1)仰卧,床头支架或靠背架抬高 30°~60°,下肢屈曲。

(2)放平时,先放平下肢,后放床头。

7. 端坐卧位

(1)坐起,床上放一跨床小桌,桌上放软枕,患者伏桌休息;必要时可使用软枕、靠背架等支持物辅助坐姿。

(2)防止坠床,必要时加床档,做好背部保暖。

8. 屈膝仰卧位

(1)仰卧,两膝屈起并稍向外分开。

(2)注意保暖,保护隐私,保证患者安全,必要时加床档。

9. 膝胸卧位

(1)跪卧,两腿稍分开,胸及膝部贴床面,腹部悬空,臀部抬起,头转向一侧,两臂屈肘放于头的两侧,应注意保暖和遮盖。

(2)女患者在胸部下放一软枕,注意保护膝盖皮肤;心、肾疾病的孕妇禁用此体位。

10. 截石位

(1)仰卧,两腿分开放在支腿架上,臀部齐床边,两手放在胸前或身体两侧。

(2)臀下垫治疗巾,支腿架上放软垫。

(3)注意保暖,减少暴露时间,保护患者隐私。

(三)指导要点

①协助并指导患者按要求采用不同体位,更换体位时保护各种管路的方法。

②告知患者调整体位的意义和方法,注意适时调整和更换体位,如局部感觉不适,应及时通知医务人员。

(四)注意事项

①注意各种体位承重处的皮肤情况,预防压疮。

②注意各种体位的舒适度,及时调整。

③注意各种体位的安全,必要时使用床档或约束物。

二、制动护理

制动是让患者身体的某一部分处于不动的状态。制动可以控制肿胀和炎症,避免再损伤。

(一)评估和观察要点

①评估病情、身体状况、肌肉和关节活动情况。

②了解患者的诊断和治疗,评估制动原因。

③评估患者自理能力、非制动部位的活动能力、制动部位及其皮肤情况等。

(二)操作要点

1. 头部制动

(1)采用多种方法(头部固定器、支架、沙袋等)或手法(双手或双膝)使患者头部处于固定不动状态。

(2)观察受压处皮肤情况。

(3)头部制动睡眠时,可在颈部两侧放置沙袋。

(4)新生儿可采用凹式枕头部制动,2 岁以上患者可使用头部固定器,并可与颈椎和头部固定装置一起使用,不宜与真空夹板一起使用。

2. 肢体制动

(1)暴露患者腕部或踝部，用棉垫或保护垫包裹腕部或踝部，将保护带或加压带等将腕或踝固定于床沿两侧。

(2)根据制动目的和制动部位选择合适的制动工具。

3. 躯干制动

(1)选择合适的方法固定患者躯干，如筒式约束带、大单、支具等。

(2)搬动时勿使伤处移位、扭曲、震动。

4. 全身制动

(1)遵医嘱使用约束物，紧紧包裹躯干及四肢，必要时用约束带。

(2)约束时松紧适宜，手腕及足踝等骨突处，用棉垫保护；约束胸、腹部时，保持其正常的呼吸功能。

(3)制动时维持患者身体各部位的功能位。

(4)每 15min 观察 1 次约束肢体的末梢循环情况，约 2h 解开约束带放松 1 次，并协助翻身、局部皮肤护理及全关节运动。

5. 石膏固定

(1)石膏固定后注意观察患肢末梢的温度、皮肤颜色及活动情况，评估患肢是否肿胀，观察其表面的渗血情况。

(2)四肢石膏固定，抬高患肢；髋人字石膏用软枕垫起腰凹，悬空臀部。

(3)石膏未干前，不可在石膏上覆盖被毯；保持石膏清洁，避免水、分泌物、排泄物等刺激皮肤。

(4)防止石膏断裂，尽量避免搬动。在石膏未干前搬动患者，须用手掌托住石膏，忌用手指捏压；石膏干固后有脆性，采用滚动法翻身，勿对关节处实施成角应力。

(5)保持石膏末端暴露的指(趾)及指(趾)甲的清洁、保暖。

6. 夹板固定

(1)选择合适的夹板长度、宽度及固定的方式。

(2)两块夹板置于患肢的内外侧，并跨越上下两关节，夹板下加垫并用绷带或布带固定。

(3)观察患肢血供情况、夹板固定松紧度及疼痛等；可抬高患肢，使其略高于心脏平面。

7. 牵引

(1)观察肢端皮肤颜色、温度、桡动脉或足背动脉搏动、毛细血管充盈情况、指

(趾)活动情况。

(2)下肢牵引抬高床尾,颅骨牵引则抬高床头。

(3)小儿行双腿悬吊牵引时,注意皮牵引是否向牵引方向移动。

(4)邓乐普(Dunlop)牵引治疗肱骨髁上骨折时,牵引时要屈肘45°,肩部离床。

(5)枕颌带牵引时,颈部两侧放置沙袋制动,避免颈部无意识的摆动,颌下垫小毛巾,经常观察颌下、耳郭及枕后皮肤情况,防止压疮;颈下垫小软枕,减轻不适感。

(6)股骨颈骨折、转子间骨折时摆正骨盆,患肢外展,足部置中立位,可穿丁字鞋,防止外旋。

(7)骨牵引者,每天消毒针孔处。

(8)牵引须保持一定的牵引力,持续牵引并保持牵引有效。

(9)对于下肢牵引的患者,注意防止压迫腓总神经,根据病情,每天主动或被动做足背伸活动,防止关节僵硬和跟腱挛缩。

(三)指导要点

①向患者及家属说明使用约束物的原因及目的,取得理解与合作。

②指导患者进行功能锻炼。

③告知患者及家属不可改变牵引装置、不得去除石膏内棉和夹板,如有不适及时通知医务人员。

(四)注意事项

①根据不同的制动方法,观察患者局部和全身的情况。

②协助患者采用舒适体位,减轻疼痛;每2~3h协助翻身1次,观察皮肤受压情况。

③观察局部皮肤的完整性、血液循环情况。

三、体位转换

(一)评估和观察要点

①评估病情、意识状态、皮肤情况,活动耐力及配合程度。

②评估自理能力,有无导管、牵引、夹板固定,身体有无移动障碍。

③评估患者体位是否舒适;了解肢体和各关节是否处于合理的位置。

④翻身或体位改变后,检查各导管是否扭曲、受压、牵拉。

（二）操作要点

1. 协助患者翻身

（1）检查并确认病床处于固定状态。

（2）妥善安置各种管路，翻身后检查管路是否通畅，根据需要为患者叩背。

（3）检查并安置患者肢体、使各关节处于合理位置。

（4）轴线翻身时，保持整个脊椎平直，翻身角度不可超过60°，有颈椎损伤时，勿扭曲或旋转患者的头部、保护颈部。

（5）记录翻身时间

2. 协助患者体位转换

（1）卧位到坐位的转换，长期卧床患者注意循序渐进，先半坐卧位，再延长时间逐步改为坐位。

（2）协助患者从床尾移向床头时，根据患者病情放平床头，将枕头横立于床头，向床头移动患者。

（三）指导要点

①告知患者及家属体位转换的目的、过程及配合方法。

②告知患者及家属体位转换时和转换后的注意事项。

（四）注意事项

①注意各种体位转换间的患者安全，保护管路。

②注意体位转换后患者的舒适；观察病情、生命体征的变化，记录体位维持时间。

③协助患者体位转换时，不可拖拉，注意节力。

④被动体位患者翻身后，应使用辅助用具支撑体位保持稳定，确保肢体和关节处于功能位。

⑤注意各种体位受压处的皮肤情况，做好预防压疮的护理。

⑥颅脑手术后，不可剧烈翻转头部，应取健侧卧位或平卧位。

⑧颈椎或颅骨牵引患者，翻身时不可放松牵引。

⑨石膏固定和伤口较大患者翻身后应使用软垫支撑，防止局部受压。

四、轮椅与平车使用

（一）评估和观察要点

①评估患者生命体征、病情变化、意识状态、活动耐力及合作程度。

②评估自理能力、治疗以及各种管路情况等。

(二)操作要点

1. 轮椅

(1)患者与轮椅间的移动:使用前,检查轮椅性能,从床上向轮椅移动时,在床尾处备轮椅,轮椅应放在患者健侧,固定轮椅。护士协助患者下床、转身,坐入轮椅后,放好足踏板;从轮椅向床上移动时,推轮椅至床尾,轮椅朝向床头,并固定轮椅。护士协助患者站起、转身、坐至床边,选择正确卧位;从轮椅向坐便器移动时,轮椅斜放,使患者的健侧靠近坐便器,固定轮椅。协助患者足部离开足踏板,健侧手按到轮椅的扶手,护士协助其站立、转身,坐在坐便器上;从坐便器上转移到轮椅上时,按从轮椅向坐便器移动的程序反向进行。

(2)轮椅的使用:患者坐不稳或轮椅下斜坡时,用束腰带保护患者;下坡时,倒转轮椅,使轮椅缓慢下行,患者头及背部应向后靠;如有下肢水肿、溃疡或关节疼痛,可将足踏板抬起,并垫软枕。

2. 平车

(1)患者与平车间的移动:能在床上配合移动者采用挪动法;儿童或体重较轻者可采用1人搬运法;不能自行活动或体重较重者采用2~3人搬运法;病情危重或颈、胸、腰椎骨折患者采用4人以上搬运法;使用前,检查平车性能,清洁平车;借助搬运器具进行搬运;挪动时,将平车推至与床平行,并紧靠床边,固定平车,将盖被平铺于平车上,协助患者移动到平车上,注意安全和保暖;搬运时,应先将平车推至床尾,使平车头端与床尾成钝角,固定平车,1人或以上人员将患者搬运至平车上,注意安全和保暖;拉起护栏。

(2)平车的使用:头部置于平车的大轮端;推车时小轮在前,车速适宜,拉起护栏,护士站于患者头侧,上下坡时应使患者头部在高处一端;在运送过程中保证输液和引流的通畅,特殊引流管可先行夹闭,防止牵拉脱出。

(三)指导要点

①告知患者在使用轮椅或平车时的安全要点以及配合方法。

②告知患者感觉不适时,及时通知医务人员。

(四)注意事项

①使用前应先检查轮椅和平车,保证完好无损方可使用;轮椅、平车放置位置合理,移动前应先固定。

②轮椅、平车使用中注意观察病情变化,确保安全。

③保护患者安全、舒适,注意保暖,骨折患者应固定好骨折部位再搬运。

④遵循节力原则,速度适宜。

⑤搬运过程中,妥善安置各种管路,避免牵拉。

第四节　常见症状护理

症状是疾病过程中机体内的一系列功能、代谢和形态结构异常变化所引起的患者主观上的异常感觉,包括患者自身的各种异常感觉和医务人员感知的各种异常表现。临床护理人员在工作中,应早期识别症状,及时、准确地判断病情,发现问题,及时告知医生或采取相应的护理措施改善患者的症状,预防并发症的发生。

一、呼吸困难的护理

（一）评估和观察要点

评估患者病史、发生时间、起病缓急、诱因、伴随症状、活动情况、心理反应和用药情况等。

评估患者神志、面容与表情、口唇、指（趾）端皮肤颜色,呼吸的频率、节律、深浅度,体位、胸部体征、心率、心律等。

评估血氧饱和度、动脉血气分析、胸部 X 线检查、CT、肺功能检查等。

（二）操作要点

①提供安静、舒适、洁净、温湿度适宜的环境。

②每日摄入足够的热量,避免刺激性强、易于产气的食物,做好口腔护理。

③保持呼吸道通畅,痰液不易咳出者采用辅助排痰法,协助患者有效排痰。

④根据病情取坐位或半卧位,改善通气,以患者自觉舒适为原则。

⑤根据不同疾病、严重程度及患者实际情况选择合理的氧疗或机械通气。

⑥遵医嘱应用支气管舒张剂、抗菌药物、呼吸兴奋药等,观察药物疗效和副作用。

⑦呼吸功能训练

⑧指导患者有计划地进行休息和活动,循序渐进地增加活动量和改变运动方式。

（三）指导要点

①告知患者呼吸困难的常见诱因,指导患者识别并尽量避免。

②指导患者进行正确、有效的呼吸肌功能训练。

③指导患者合理安排休息和活动,调整日常生活方式。

④指导患者配合氧疗或机械通气的方法。

(四)注意事项

①评估判断呼吸困难的诱因。

②安慰患者,增强患者安全感。

③不能单纯从血氧饱和度的高低来判断病情,必须结合血气分析来判断缺氧的严重程度。

④心源性呼吸困难应严格控制输液速度,20~30滴/min。

二、咳嗽、咳痰的护理

(一)评估和观察要点

①评估咳嗽的发生时间、诱因、性质、节律、与体位的关系、伴随症状、睡眠等。

②评估咳痰的难易程度,观察痰液的颜色、性质、量、气味和有无肉眼可见的异常物质等。

③必要时评估生命体征、意识状态、心理状态等,评估有无发绀。

④了解痰液直接涂片和染色镜检(细胞学、细菌学、寄生虫学检查)、痰培养和药物敏感试验等检验结果。

(二)操作要点

①提供整洁、舒适的环境,温湿度适宜,减少不良刺激。

②保持舒适体位,避免诱因,注意保暖。

③对于慢性咳嗽者,给予高蛋白、高维生素、足够热量的饮食,嘱患者多饮水。

④促进有效排痰,包括深呼吸和有效咳嗽、湿化和雾化疗法、胸部叩击与胸壁震荡、体位引流以及机械吸痰等(具体操作见第六章)。

⑤记录痰液的颜色、性质、量,正确留取痰标本并送检。

⑥按医嘱指导患者正确用药,观察药物疗效和副作用。

(三)指导要点

①指导患者识别并避免诱因。

②告知患者养成正确的饮食、饮水习惯。

③指导患者掌握正确的咳嗽方法。

④教会患者有效的咳痰方法。

⑤指导患者正确配合雾化吸入或蒸汽吸入。

（四）注意事项

①患儿、老年体弱者慎用强镇咳药。

②患儿、老年体弱者取侧卧位，防止痰堵窒息。

③保持口腔清洁，必要时行口腔护理。

④有窒息危险的患者，备好吸痰物品，做好抢救准备。

⑤对于过敏性咳嗽患者，避免接触过敏源。

三、咯血的护理

（一）评估和观察要点

①评估患者咯血的颜色、性状及量，伴随症状，治疗情况，心理反应，既往史及个人史。

②评估患者生命体征、意识状态、面容与表情等。

③了解血常规、出凝血时间、结核菌检查等检查结果。

（二）操作要点

①大咯血患者绝对卧床，取患侧卧位，出血部位不明患者取仰卧位，头偏向一侧。

②及时清理患者口鼻腔血液，安慰患者。

③吸氧。

④建立静脉通道，及时补充血容量及遵医嘱用止血药物，观察疗效及副作用。

⑤观察、记录咯血量和性状。

⑥床旁备好气管插管、吸痰器等抢救用物。

⑦保持大便通畅，避免用力排便。

（三）指导要点

①告知患者及家属咯血发生时的正确卧位及自我紧急护理措施。

②指导患者合理饮食，补充营养，保持大便通畅，大咯血时禁食。

③告知患者及时轻咳出血块，严禁屏气或剧烈咳嗽。

（四）注意事项

①注意鉴别咯血、呕血及口腔内出血。

②咯血量的估计应考虑患者吞咽、呼吸道残留的血液及混合的唾液、痰等因素。

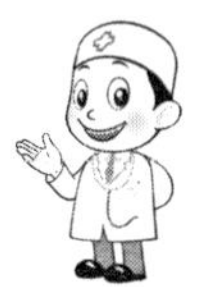

③及时清除口腔及气道血液，避免窒息。

④做好口腔护理。

⑤咯血过程突然中断，出现呼吸急促、发绀、烦躁不安、精神极度紧张、有濒死感、口中有血块等情况时，立即抢救。

四、恶心、呕吐的护理

（一）评估和观察要点

①评估患者恶心与呕吐发生的时间、频率、原因或诱因，呕吐的特点及呕吐物的颜色、性质、量、气味，伴随的症状等。

②评估患者生命体征、神志、营养状况，有无脱水表现，腹部体征。

③了解患者呕吐物、毒物分析或细菌培养等检查结果。

④呕吐量大者注意有无水电解质紊乱、酸碱平衡失调。

（二）操作要点

①出现前驱症状时协助患者取坐位或侧卧位，预防误吸。

②清理呕吐物，更换清洁床单。

③必要时监测生命体征。

④测量和记录每日的出入量、尿比重、体重及电解质平衡情况等。

⑤剧烈呕吐时暂禁食，遵医嘱补充水分和电解质。

（三）指导要点

①告知患者及家属恶心及呕吐发生的危险因素及紧急护理措施。

②告知患者避免直立性低血压、头晕、心悸的方法。

③呕吐停止后进食少量清淡、易消化的食物，少食多餐，逐渐增加进食量。

（四）注意事项

①呕吐发生时应将患者头偏向一侧或取坐位。

②呕吐后及时清理呕吐物，协助漱口，开窗通风。

③口服补液时，应少量多次饮用。

④注意观察生命体征、意识状态、电解质和酸碱平衡情况及有无低血钾表现。

⑤剧烈呕吐时，应暂停饮食及口服药物；待呕吐减轻时可给予流质或半流质饮食，少量多餐，并鼓励多饮水。

五、呕血、便血的护理

（一）评估和观察要点

①评估患者呕血、便血的原因、诱因、出血的颜色、量、性状及伴随症状，治疗情况，心理反应，既往史及个人史。

②评估患者生命体征、精神和意识状态、周围循环状况、腹部体征等。

③了解患者血常规、凝血功能、便潜血、腹部超声、内窥镜检查等结果。

（二）操作要点

①卧床，呕血患者床头抬高10°~15°或头偏向一侧。

②及时清理呕吐物，做好口腔护理。

③建立有效静脉输液通道，遵医嘱输血、输液及其他止血治疗等抢救措施。

④监测患者神志及生命体征变化，记录出入量。

⑤根据病情及医嘱，给予相应饮食及指导。

⑥判断有无再次出血的症状与体征。

（三）指导要点

①教会患者及家属识别早期出血征象、再出血征象及应急措施。

②指导患者合理饮食，避免诱发呕血或便血。

③告知患者缓解症状的方法，避免误吸。

（四）注意事项

①输液开始宜快，必要时测定中心静脉压作为调整输液量和速度的依据。

②注意保持患者口腔清洁，注意肛周皮肤清洁保护。

③辨别便血与食物或药物因素引起的黑粪。

④必要时留置胃管观察出血量，做好内镜止血的准备。

六、腹胀的护理

（一）评估和观察要点

①评估患者腹胀的程度、持续时间，伴随症状，腹胀的原因，排便、排气情况，治疗情况，心理反应，既往史及个人史。

②了解患者相关检查结果。

（二）操作要点

①根据病情协助患者采取舒适体位或行腹部按摩、肛管排气、补充电解质等方法

减轻腹胀。

②遵医嘱用药或给予相应治疗措施,观察疗效和副作用。

③合理饮食,适当活动。

④做好相关检查的准备工作。

(三)指导要点

①指导患者减轻腹胀的方法。

②告知患者及家属腹胀的诱因和预防措施。

(四)注意事项

患者腹胀症状持续不缓解应严密观察,配合医生实施相关检查。

七、心悸的护理

(一)评估和观察要点

①评估心悸发作诱因、伴随症状、患者的用药史、既往病史等。

②评估患者生命体征,意识状况等。

③了解患者血红蛋白、血糖、心电图、甲状腺功能、电解质水平等的检查结果。

(二)操作要点

①保持环境安静。

②卧床休息,取舒适卧位,伴呼吸困难时可吸氧。

③测量生命体征,准确测量心(脉)率(律),必要时行心电图检查或心电监测。

④指导患者深呼吸或听音乐等放松方法。

⑤遵医嘱给予相应治疗措施并观察效果,做好记录。

(三)指导要点

①指导患者自测脉搏的方法及注意事项。

②指导患者识别并避免产生心悸的诱因。

(四)注意事项

①帮助患者减轻恐惧、紧张心理,增加安全感。

②房颤患者需同时测量心率和脉率。

八、头晕的护理

(一)评估和观察要点

①评估患者头晕的性质、持续时间、诱因、伴随症状,与体位及进食有无相关、治疗

情况,心理反应,既往史及个人史。

②评估生命体征,意识状况等。

③了解患者相关检查结果。

(二)操作要点

①保持病室安静,操作轻柔。

②卧床休息。

③监测生命体征变化。

④遵医嘱使用药物,并观察药物疗效与副作用。

⑤保持周围环境中无障碍物,注意地面防滑。

⑥将患者经常使用的物品放在患者容易拿取的地方。

(三)指导要点

①告知患者及家属头晕的诱因。

②告知患者及家属头晕发生时应注意的事项。

(四)注意事项

①指导患者改变体位时,尤其转动头部时,应缓慢。

②患者活动时需有人陪伴,症状严重需卧床休息。

③教会患者使用辅助设施,如扶手、护栏等。

④对于精神紧张、焦虑不安的患者,给予心理安慰和支持。

九、抽搐的护理

(一)评估和观察要点

①评估抽搐发生的时间、持续时间、次数、诱因、过程、部位、性质及既往史等。

②评估患者生命体征、意识状态,有无舌咬伤、尿失禁等。

③了解患者头颅影像、电解质、脑电图检查结果等。

(二)操作要点

①立即移除可能损伤患者的物品,放入开口器,如有义齿取出,解开衣扣、裤带。

②取侧卧位,头偏向一侧,打开气道,备好负压吸引器,及时清除口鼻腔分泌物与呕吐物。

③加床档,必要时约束保护,吸氧。

④遵医嘱注射镇静药物,观察并记录用药效果。

⑤抽搐时勿按压肢体，观察患者抽搐发作时的病情及生命体征变化，并做好记录。

⑥避免强光、声音刺激，保持安静。

（三）指导要点

①告知患者及家属抽搐的相关知识，寻找并避免诱因。

②告知患者及家属抽搐发作时应采取的安全措施。

③告知患者避免危险的活动或职业。

④告知患者单独外出，随身携带注明病情及家人联系方式的卡片。

⑤告知患者和家属切勿自行停药或减药。

（四）注意事项

①开口器上应缠纱布，从磨牙处放入。

②提高患者服药的依从性。

十、疼痛的护理

（一）评估和观察要点

①评估患者疼痛的部位、性质、程度、发生及持续的时间，疼痛的诱发因素、伴随症状，既往史及患者的心理反应；应用疼痛评估量表评估疼痛的严重程度。

②评估生命体征的变化。

③了解相关的检查化验结果。

（二）操作要点

①根据疼痛的部位协助患者采取舒适的体位。

②给予患者安静、舒适环境。

③遵医嘱给予治疗或药物，并观察效果和副作用。

④合理饮食，避免便秘。

（三）指导要点

告知患者及家属疼痛的原因或诱因及减轻和避免疼痛的方法，包括听音乐、分散注意力等放松技巧。

（四）注意事项

遵医嘱给予止痛药缓解疼痛症状时应注意观察药物疗效和副作用。

十一、水肿的护理

（一）评估和观察要点

①评估水肿的部位、时间、范围、程度、发展速度，与饮食、体位及活动的关系，患者的心理状态，伴随症状，治疗情况，既往史及个人史。

②观察生命体征、体重、颈静脉充盈程度，有无胸腔积液征、腹水征，患者的营养状况、皮肤血供、张力变化及是否有移动性浊音等。

③了解相关检查结果。

（二）操作要点

①轻度水肿患者限制活动，严重水肿患者取适宜体位卧床休息。

②监测体重和病情变化，必要时记录 24h 液体出入量。

③限制钠盐和水分的摄入，根据病情摄入适当蛋白质。

④遵医嘱使用利尿药或其他药物，观察药物疗效及副作用。

⑤观察皮肤完整性，发生压疮及时处理。

（三）指导要点

①告知患者水肿发生的原因及治疗护理措施。

②指导患者合理限盐限水。

（四）注意事项

①晨起餐前、排尿后测量体重。

②保持病床柔软、干燥、无皱褶。

③操作时，避免拖、拉、拽，保护皮肤。

④严重水肿患者穿刺后延长按压时间。

十二、发热的护理

（一）评估和观察要点

①评估患者发热的时间、程度及诱因、伴随症状等。

②评估患者意识状态、生命体征的变化。

③了解患者相关检查结果。

（二）操作要点

①监测体温变化，观察热型。

②卧床休息，减少机体消耗。

③高热患者给予物理降温或遵医嘱药物降温。

④降温过程中出汗时及时擦干皮肤，随时更换衣物，保持皮肤和床单清洁、干燥；注意降温后的反应，避免虚脱。

⑤降温处理 30min 后测量体温。

⑥补充水分防止脱水，鼓励患者进食高热量、高维生素、营养丰富的半流质或软食。

⑦做好口腔护理。

（三）指导要点

①鼓励患者多饮水。

②告知患者穿透气、棉质衣服，寒战时应给予保暖。

③告知患者及家属限制探视的重要性。

（四）注意事项

①冰袋降温时注意避免冻伤。

②发热伴大量出汗者应记录 24h 液体出入量。

③对原因不明的发热慎用药物降温法，以免影响对热型及临床症状的观察。

④有高热惊厥史的患儿，要及早遵医嘱给予药物降温。

⑤必要时留取血培养标本。

第五节　皮肤、伤口、造口护理

皮肤、伤口、造口患者的护理内容包括准确评估皮肤、伤口、造口状况，为患者实施恰当的护理措施，从而减少或去除危险因素，预防相关并发症，增加患者舒适度，促进其愈合。

一、压疮预防

（一）评估和观察要点

①评估发生压疮的危险因素，包括患者病情、意识状态、营养状况、肢体活动能力、自理能力、排泄情况及合作程度等。

②评估患者压疮易患部位。

(二)操作要点

①根据病情使用压疮危险因素评估表评估患者。

②对活动能力受限或长期卧床患者,定时变换体位或使用充气床垫或者采取局部减压措施。

③保持患者皮肤清洁无汗液,衣服和床单位清洁干燥、无皱褶。

④大小便失禁患者及时清洁局部皮肤,肛周可涂皮肤保护剂。

⑤高危人群的骨突处皮肤,可使用半透膜敷料或者水胶体敷料保护,皮肤脆薄者慎用。

⑥病情需要限制体位的患者,采取可行的压疮预防措施。

⑦每班严密观察并严格交接患者皮肤状况。

(三)指导要点

①告知患者及家属发生压疮的危险因素和预防措施。

②指导患者加强营养,增加皮肤抵抗力,保持皮肤干燥清洁。

③指导患者功能锻炼。

(四)注意事项

①感觉障碍的患者避免使用热水袋或冰袋,防止烫伤或冻伤。

②受压部位在解除压力 30min 后,压红不消褪者,缩短变换体位时间,禁止按摩压红部位皮肤。

③正确使用压疮预防器具,不宜使用橡胶类圈状物。

二、压疮护理

(一)评估和观察要点

①评估患者病情、意识、活动能力及合作程度。

②评估患者营养及皮肤状况,有无大小便失禁。

③辨别压疮分期,观察压疮的部位、大小(长、宽、深)、创面组织形态、潜行、窦道、渗出液等。

④了解患者接受的治疗和护理措施及效果。

(二)操作要点

①避免压疮局部受压。

②长期卧床患者可使用充气床垫或者采取局部减压措施,定期变换体位,避免压

疮加重或出现新的压疮。

③压疮Ⅰ期患者局部使用半透膜敷料或者水胶体敷料加以保护。

④压疮Ⅱ～Ⅳ期患者采取针对性的治疗和护理措施，定时换药，清除坏死组织，选择合适的敷料，皮肤脆薄者禁用半透膜敷料或者水胶体敷料。

⑤对无法判断的压疮和怀疑深层组织损伤的压疮需进一步全面评估，采取必要的清创措施，根据组织损伤程度选择相应的护理方法。

⑥根据患者情况加强营养。

（三）指导要点

①告知患者及家属发生压疮的相关因素、预防措施和处理方法。

②指导患者加强营养，增加创面愈合能力。

（四）注意事项

①压疮Ⅰ期患者禁止局部皮肤按摩，不宜使用橡胶类圈状物。

②病情危重者，根据病情变换体位，保证护理安全。

三、伤口护理

（一）评估和观察要点

①评估患者病情、意识、自理能力、合作程度。

②了解伤口形成的原因及持续时间。

③了解患者曾经接受的治疗护理情况。

④观察伤口的部位、大小（长、宽、深）、潜行、组织形态、渗出液、颜色、感染情况及伤口周围皮肤或组织状况。

（二）操作要点

①协助患者取舒适卧位，暴露换药部位，保护患者隐私。

②依次取下伤口敷料，若敷料粘在伤口上，用生理盐水浸湿软化后缓慢取下。

③选择合适的伤口清洗剂清洁伤口，去除异物、坏死组织等。

④根据伤口类型选择合适的伤口敷料。

⑤胶布固定时，粘贴方向应与患者肢体或躯体长轴垂直，伤口包扎不可固定太紧。

（三）指导要点

①告知患者及家属保持伤口敷料及周围皮肤清洁的方法。

②指导患者沐浴、翻身、咳嗽及活动时保护伤口的方法。

(四)注意事项

①定期对伤口进行观察、测量和记录。

②根据伤口渗出情况确定伤口换药频率。

③伤口清洗一般选用生理盐水或对人体组织没有毒性的消毒液。

④如有多处伤口需换药,应先换清洁伤口,后换感染伤口;清洁伤口换药时,应从伤口中间向外消毒;感染伤口换药时,应从伤口外向中间消毒;有引流管时,先清洁伤口,再清洁引流管。

⑤换药过程中密切观察病情,出现异常情况及时报告医生。

四、造口护理

(一)评估和观察要点

①评估患者病情、意识、自理能力、合作程度、心理状态、家庭支持程度、经济状况。

②了解患者或家属对造口护理方法和知识的掌握程度。

③辨别造口类型、功能状况及有无并发症,评估周围皮肤情况。

(二)操作要点

(1)每日观察造口处血供及周围皮肤情况。

(2)每日观察排出物的颜色、量、性状及气味。

(3)根据需要更换造口底盘及造口袋。

①更换时保护患者隐私,注意保暖。

②一手固定造口底盘周围皮肤,一手由上向下移除造口袋,观察排泄物的性状。

③温水清洁造口及周围皮肤。

④测量造口大小。

⑤修剪造口袋底盘,剪裁的开口与造口黏膜之间保持适当空隙(1~2mm)。

⑥按照造口位置自下而上粘贴造口袋,必要时可涂皮肤保护剂、防漏膏等,用手按压底盘1~3min。

⑦夹闭造口袋下端开口。

(三)指导要点

①引导患者参与造口的自我管理,告知患者及家属更换造口袋的详细操作步骤,小肠造口者选择空腹时更换。

②告知患者和家属造口及其周围皮肤并发症的预防和处理方法。

③指导患者合理膳食，训练排便功能。

（四）注意事项

①使用造口辅助用品前阅读产品说明书或咨询造口治疗师。

②移除造口袋时注意保护皮肤；粘贴造口袋前保证造口周围皮肤清洁干燥。

③保持造口袋底盘与造口之间的空隙在合适的范围。

④避免做增加腹压的运动，以免形成造口旁疝。

⑤定期扩张造口，防止狭窄。

五、静脉炎预防及护理

（一）评估和观察要点

①评估患者年龄、血管，选择合适的导管型号、材质。

②评估穿刺部位皮肤状况、血管弹性及肢体活动度。

③了解药物的性质、治疗疗程及输液速度对血管通路的影响。

④根据静脉炎分级标准（附录5）评估静脉炎状况。

（二）操作要点

①根据治疗要求，选择最细管径和最短长度的穿刺导管；置管部位宜覆盖无菌透明敷料，并注明置管及换药时间。

②输注前应评估穿刺点及静脉情况，确认导管通畅。

③直接接触中心静脉穿刺的导管时应戴灭菌无粉手套。

④输入高浓度、刺激性强的药物时宜选择中心静脉。

⑤多种药物输注时，合理安排输注顺序，在两种药物之间用等渗液体冲洗管路后再输注另一种药物。

⑥出现沿血管部位疼痛、肿胀或条索样改变时，应停止输液，及时通知医生，采取必要的物理治疗或局部药物外敷等处理。

⑦根据静脉炎的处理原则实施护理，必要时拔除导管进行导管尖端培养。

（三）指导要点

①告知患者及家属保持穿刺部位皮肤清洁、干燥，避免穿刺侧肢体负重。

②告知患者穿刺部位敷料松动、潮湿或感觉不适时，及时通知医护人员。

（四）注意事项

①选择粗直、弹性好、易于固定的血管，尽量避开关节部位，不宜在同一部位反复

多次穿刺。

②合理选择血管通路器材，及时评估、处理静脉炎。

③湿热敷时，避开血管穿刺点，防烫伤。

六、烧伤创面护理

（一）评估和观察要点

①评估患者病情、意识、受伤时间、原因、性质、疼痛程度、心理状况等。

②评估烧伤面积、深度、部位、渗出液的气味、量及性质、有无污染、感染等。

③严重烧伤患者应观察生命体征。

④肢体包扎或肢体环形焦痂患者应观察肢体远端血供情况，如皮肤温度及颜色、动脉搏动、肿胀等。

（二）操作要点

（1）病室环境清洁，温湿度适宜，实施暴露疗法时室温保持在28～32℃，相对湿度50%～60%，床单位每日用消毒液擦拭。

（2）遵医嘱给予止痛剂、抗生素及补液，观察用药反应。

（3）抬高患肢，观察患肢末梢皮肤温度、颜色、动脉搏动、肿胀、感觉等情况。

（4）术前应剃除烧伤创面周围的毛发，大面积烧伤患者，应保持创面清洁干燥，定时翻身。

（5）术后观察切、削痂及取、植皮部位敷料渗出情况，有渗出、异味及时更换。

（6）出现高热、寒战，创面出现脓性分泌物、坏死、臭味等，及时报告医生。

（7）特殊部位烧伤的护理

①呼吸道烧伤：给予鼻导管或面罩吸氧，必要时给予呼吸机辅助呼吸，充分湿化气道，观察有无喉头水肿的表现，保持呼吸道通畅。

②眼部烧伤：化学烧伤者早期反复彻底冲洗眼部，一般选用清水或生理盐水；分泌物较多者，及时用无菌棉签清除分泌物，白天用眼药水滴眼，晚间用眼药膏涂在眼部；眼睑闭合不全者，用无菌油纱布覆盖以保护眼球。

③耳部烧伤：保持外耳道清洁干燥，及时清理分泌物，在外耳道入口处放置无菌干棉球，定时更换；耳周部位烧伤用无菌纱布铺垫。

④鼻烧伤：保持鼻腔清洁、湿润、通畅，及时清理分泌物及痂皮，防止鼻腔干燥出血。

⑤口腔烧伤：保持口腔清洁，早期用湿棉签湿润口腔黏膜，拭去脱落的黏膜组织。

能进流食者进食后应保持口腔创面清洁。

⑥会阴部烧伤:采用湿润暴露疗法,剃净阴毛清创后,留置尿管,每日会阴擦洗;及时清理创面分泌物;女性患者用油纱布隔开阴唇,男性患者兜起阴囊;排便时避免污染创面,便后冲洗消毒创面后再涂药。

⑦指(趾)烧伤:指(趾)与指(趾)之间用油纱布分开包扎,观察甲床的颜色、温度、敷料包扎松紧,注意抬高患肢促进循环,减少疼痛。

⑧维持关节功能位,制定并实施个体化康复训练计划。

(三)指导要点

①告知患者创面愈合、治疗过程。

②告知患者避免对瘢痕性创面的机械性刺激。

③指导患者进行患肢功能锻炼的方法及注意事项。

(四)注意事项

①使用吸水性、透气性敷料进行包扎且松紧度适宜。

②烦躁或意识障碍的患者,适当约束肢体。

③注意变换体位,避免创面长时间受压。

④半暴露疗法应尽量避免敷料移动,暴露创面不宜覆盖敷料或被单。

七、供皮区皮肤护理

(一)评估和观察要点

评估患者病情、吸烟史及供皮区皮肤情况。

(二)操作要点

①观察伤口及敷料固定和渗出情况,有渗液或渗血时,及时更换敷料。

②伤口加压包扎时,观察肢端血供。

③伤口有臭味、分泌物多、疼痛等异常征象,及时报告医生。

(三)指导要点

①告知患者供皮区域勿暴露于高温、强日光下,避免损伤。

②告知患者局部伤口保持干燥。

(四)注意事项

①在愈合期应注意制动,卧床休息,避免供皮区敷料受到污染。

②加压包扎供皮区时,松紧度适宜;避免供皮区受到机械性刺激。

八、植皮区皮肤护理

(一)评估和观察要点

①评估患者病情、意识、自理能力、合作程度。

②观察植皮区皮瓣色泽、温度、指压反应、血供及疼痛程度。

(二)操作要点

①观察伤口及敷料有无渗血、渗液、有无异味。

②使用烤灯照射时,烤灯的功率、距离适宜,防止烫伤。

③监测皮瓣温度,并与健侧作对照,出现异常及时报告医生。

④使用抗凝药物和扩血管药物期间,观察局部血供,有无出血倾向。

⑤患肢制动,采取相应措施预防压疮和手术后并发症。

(三)指导要点

①告知患者戒烟的重要性。

②告知患者避免皮瓣机械性刺激的重要性。

③告知患者植皮区域的护理方法和注意事项。

(四)注意事项

①避免使用血管收缩药物。

②避免在强光下观察皮瓣情况。

③避免患肢在制动期间牵拉皮瓣或皮管。

④植皮区域勿暴露于高温、强日光下,避免损伤。

⑤植皮区皮肤成活后,创面完全愈合,应立即佩戴弹力套持续压迫6个月,预防创面出现瘢痕增生。

⑥植皮区皮肤瘙痒,切忌用手抓,以免破溃出血感染。

九、糖尿病足的预防

(一)评估和观察要点

①评估发生糖尿病足的危险因素。

②了解患者自理程度及依从性。

③了解患者对糖尿病足预防方法和知识的掌握程度。

(二)操作要点

①询问患者足部感觉,检查足部有无畸形、皮肤颜色、温度、足背动脉搏动、皮肤的完整性及局部受压情况。

②测试足部感觉:振动觉、痛觉、温度觉、触觉和压力觉。

(三)指导要点

①告知患者糖尿病足的危险性、早期临床表现及预防的重要性,指导患者做好定期足部筛查。

②教会患者促进肢体血液循环的方法。

③告知患者足部检查的方法,引导其主动参与糖尿病足的自我防护。

④指导患者足部日常护理方法,温水洗脚不泡脚,保持皮肤清洁、湿润,洗脚后采取平剪方法修剪趾甲,有视力障碍者,请他人帮助修剪,按摩足部促进血液循环。

⑤指导患者选择鞋尖宽大、鞋面透气性好、系带、平跟厚鞋,穿鞋前检查鞋内干净无杂物,穿新鞋后检查足部受到挤压或摩擦处皮肤并逐步增加穿用时间。

⑥指导患者选择浅色、袜腰松、吸水性好、透气性好、松软暖和的袜子,不宜穿有破损或有补丁的袜子。

⑦不要赤脚或赤脚穿凉鞋、拖鞋行走。

⑧定期随诊,合理饮食,适量运动,控制血糖,积极戒烟。

(四)注意事项

①不用化学药自行消除鸡眼或胼胝。

②尽可能不使用热水袋、电热毯或烤灯,谨防烫伤,同时应注意预防冻伤。

十、糖尿病足的护理

(一)评估和观察要点

①评估患者病情、意识状态、自理能力及合作程度。

②根据 Wagner 分级标准,评估患者足部情况。

③监测血糖变化。

(二)操作要点

①根据不同的创面,选择换药方法。

②根据伤口选择换药敷料,敷料应具有透气、较好的吸收能力,更换时避免再次损伤。

③伤口的换药次数根据伤口的情况而定。

④溃疡创面周围的皮肤可用温水、中性肥皂清洗,然后用棉球拭干,避免挤压伤口和损伤创面周围皮肤。

⑤每次换药时观察伤口的动态变化。

⑥观察足部血液循环情况,防止局部受压,必要时改变卧位或使用支被架。

⑦必要时,请手足外科专科医生协助清创处理。

(三)指导要点

①告知患者及家属糖尿病足伤口定期换药及敷料观察的重要性。

②告知患者做好糖尿病的自我管理,教会患者采用多种方法减轻足部压力。

③新发生皮肤溃疡应及时就医。

(四)注意事项

①避免在下肢进行静脉输液。

②严禁使用硬膏、鸡眼膏或有腐蚀性药物接触伤口。

③准确测量伤口面积并记录。

十一、截肢护理

(一)评估和观察要点

评估患者病情、自理能力、合作程度、营养及心理状态。

(二)操作要点

①根据病情需要选择卧位,必要时抬高残肢。

②观察截肢伤口有无出血、渗血以及肢体残端皮肤的颜色、温度、肿胀等,保持残端清洁、干燥。

③观察伤口引流液的颜色、性状、量。

④做好伤口疼痛和幻肢痛的护理,必要时遵医嘱给予止痛药,长期顽固性疼痛可行神经阻断手术。

⑤指导患者进行患肢功能锻炼,防止外伤。

(三)指导要点

①教会患者保持残端清洁的方法。

②教会患者残肢锻炼的方法。

③教会患者使用辅助器材。

(四)注意事项

①弹力绷带松紧度应适宜。

②维持残肢于功能位。

③使用辅助器材时做好安全防护,鼓励患者早期下床活动,进行肌肉强度和平衡锻炼,为安装假肢做准备。